DU TRAITEMENT

DU

DÉCOLLEMENT RÉTINIEN

PAR LE NITRATE DE PILOCARPINE

PAR

P.-J.-B.-Marie JOSSO,

Docteur en médecine de la Faculté de Paris,
Ex-interne des hôpitaux de Nantes,
Ex-chef de clinique à l'Ecole de médecine de Nantes,
Ex-chef de clinique ophthalmologique à la même Ecole.
Lauréat de la même Ecole,
Membre de la Société anatomo-pathologique de la Loire-Inférieure.

PARIS
OCTAVE DOIN, LIBRAIRE-EDITEUR
8, PLACE DE L'ODÉON, 8

1881

DU TRAITEMENT

DU

DÉCOLLEMENT RÉTINIEN

PAR LE NITRATE DE PILOCARPINE

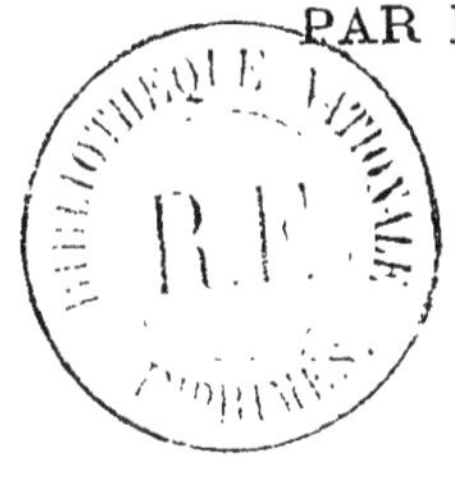

PAR

P.-J.-B.-Marie JOSSO,

Docteur en médecine de la Faculté de Paris,
Ex-interne des hôpitaux de Nantes,
Ex-chef de clinique à l'Ecole de médecine de Nantes,
Ex-chef de clinique ophthalmologique à la même Ecole.
Lauréat de la même Ecole,
Membre de la Société anatomo-pathologique de la Loire-Inférieure

PARIS
OCTAVE DOIN, LIBRAIRE-EDITEUR
8, PLACE DE L'ODÉON, 8

1881

A LA MÉMOIRE DE MON GRAND-PÈRE
ET DE MA GRAND-MÈRE DOUILLARD

A LA MÉMOIRE DE MON ONCLE
LE DOCTEUR MARCELLIN DOUILLARD

A MON PÈRE

A MA MÈRE

A MON ONCLE ET PARRAIN LUCIEN DOUILLARD

A MES FRÈRES, A MA SŒUR, A MON BEAU-FRÈRE

A MES ONCLES, A MES TANTES

A MA FAMILLE

A MES AMIS

A MON PRÉSIDENT DE THÈSE

M. LE DOCTEUR PANAS

Professeur de clinique ophtalmologique à la Faculté de médecine de Paris, etc.

Hommage respectueux.

A M. LE DOCTEUR DIANOUX

Professeur d'ophtalmologie à l'Ecole de médecine de Nantes.
Chirurgien des hôpitaux.
Hommage de reconnaissance.

A M. LE DOCTEUR LAENNEC

Directeur de l'Ecole de plein exercice de médecine et de pharmacie de Nantes.
Professeur de médecine légale.

A M. LE DOCTEUR COCHARD

Chirurgien en chef des hôpitaux de Nantes.

A MES EXCELLENTS MAITRES MM. LES PROFESSEURS

MALHERBE, CHENANTAIS, TRASTOUR,
HEURTAUX

A MES PREMIERS MAITRES

Médecins et chirurgiens des hôpitaux de Nantes.
Professeurs à l'Ecole de médecine.

DU

TRAITEMEMT DU DÉCOLLEMENT RÉTINIEN

PAR LE NITRATE DE PILOCARPINE

INTRODUCTION.

Appelé à remplir les fonctions de chef de clinique au dispensaire ophtalmologique de l'école de médecine de Nantes pendant l'année 1879-80, nous y fûmes témoin des essais tentés dans les cas de décollement rétinien par notre cher et vénéré maître, M. le professeur Dianoux, que nous tenons à remercier ici publiquement pour la bienveillante amitié qu'il nous a toujours témoignée, et l'empressement plein de bonté avec lequel il nous a procuré les documents qui forment la base de ce modeste travail.

Frappé des résultats heureux obtenus dans le traitement des décollements rétiniens, par les injections sous-cutanées de nitrate de pilocarpine, et voyant là un sujet inédit, nous ne pûmes résister au désir d'en faire l'objet de notre thèse inaugurale ; mais les recherches nécessitées par ce travail vinrent nous prouver que cette voie avait été battue, et que dans les circonstances multiples où ce puissant médicament se rouve indique, on avait eu déjà l'occasion de l'appliquer au traitement des décollements de la rétine.

Néanmoins nous croyons pouvoir affirmer que rien encore n'avait été publié sur ce sujet et que personne n'avait songé au traitement du décollement rétinien par les seules injections de pilocarpine, à l'époque où M. le professeur Dianoux commença ses expériences et nous en communiqua les résultats ; nous en réclamons donc la priorité pour l'oculiste distingué qui remplit si dignement la chaire d'ophtalmologie à notre chère école de médecine.

A ceux qui s'étonneraient de voir M. le Dr Dianoux publier seulement en 1880 le résultat d'une pratique qui remonte au mois de mars 1878, nous répondrons que notre jeune professeur voulait avant de rien publier être sûr de l'efficacité de son procédé, et nous citerons ses propres paroles, dans la courte notice insérée dans les Archives d'ophtalmologie dirigées par M. le professeur Panas : « C'est donc une obligation morale, à mon sens, pour quiconque a eu l'heureuse chance d'obtenir des succès en pareil cas, de faire connaître son procédé, aussitôt qu'il n'y a pas eu là de simples coïncidences. *Ce n'est qu'après une large expérimentation qu'un procédé thérapeutique peut être jugé à sa propre valeur, et d'ailleurs, en thérapeutique comme ailleurs, la paternité ne laisse peut-être pas toujours toute la liberté de critique désirable* » (1).

(1) Dianoux, Archives d'ophtalmologie, t. I. Novembre et décembre 1880.

Depuis la belle découverte d'Hardy, un champ nouveau s'était ouvert à l'expérience de ce curieux médicament : la pilocarpine est devenue le médicament à la mode et employée dans les circonstances les plus diverses. Les oculistes ne pouvaient donc manquer d'expérimenter les propriétés si remarquables du nouvel alcaloïde au point de vue de la thérapeutique oculaire, et d'étudier les services que cet agent si puissant pouvait rendre à leur art; aussi trouvons-nous, dans les traités spéciaux, de nombreux articles et le titre de nombreuses brochures publiées à la gloire du nouveau médicament (1).

Nous n'avons point l'intention de faire la nomenclature de toutes ces brochures, notes, thèses dont nous trouvons le titre dans les Annales d'oculistique, car si la pilocarpine y est étudiée dans son ensemble au point de vue de ses propriétés physiologiques et spécialement de son action sur l'appareil oculaire, nous ne trouvons qu'une observation relative au cas spécial qui nous occupe; cette observation se trouve dans une note publiée par le Dr Landesberg(2) dans le Philadelph. med Times (avril et mai 1879), et encore l'auteur se contente-t-il de constater que dans un décollement rétinien datant de six mois chez un myope, les injections firent remonter l'acuité visuelle de 5/cc à 8/XL ; que la plus grande partie de la rétine décollée avait repris sa position normale, que la vision se rétablit, sauf en un

(1) Ce sont surtout les Annales d'oculistique qui ont servi à nos cherches. (Note de l'auteur.)

(2) De l'usage thérapeutique du jaborandi et de la pilocarpine dans les maladies des yeux. (Philadelph. med. Times, avril et mai 1879.)

point de la périphérie où la rétine montrait encore un décollement très peu saillant, et qu'un mois après la persistance du résultat était manifeste. A part ce cas unique, nous ne trouvons nulle part ailleurs d'observation de décollement rétinien traité méthodiquement par les injections de pilocarpine et c'est là précisément le sujet de notre travail, qui, s'il n'est pas complètement inédit, est du moins tout à fait dans les idées actuelles, ce qui sera peut être son seul et unique mérite.

Nous diviserons notre sujet en quatre parties bien distinctes. Dans la première, nous ferons un court aperçu des différentes méthodes employées jusqu'ici dans le décollement de la rétine.

Dans la seconde, nous établirons, avec observations et champs visuels à l'appui, la possibilité de la guérison de cette grave affection, et nous donnerons nos idées sur le mode d'action du médicament dans ce cas spécial.

Un court parallèle de cette méthode et des anciens procédés avec les avantages et les inconvénients de chacun fera l'objet d'un troisième article, et nous poserons enfin nos conclusions.

ARTICLE I.

Lorsqu'on ouvre les dictionnaires et les traités spéciaux à l'article du Décollement de la rétine, on reste surpris du nombre considérable de traitements employés contre cette maladie de l'appareil oculaire, et ce nombre même a son éloquence, car il vient nous prouver que si les traitements sont nombreux, c'est qu'ils sont impuissants ; aussi l'on peut dire que tous les ophtalmologistes aujourd'hui n'ont plus l'espoir de guérir radicalement les décollements de la rétine, et les choses en sont venues à ce point que certain ophtalmologiste très distingué se contente de les tenir en « observation, » tandis qu'un de ses confrères non moins habile se borne à les envoyer à un collègue !

C'est qu'en effet tout a été tenté et que rien, on peut le dire, n'a réussi :

Sangsues, ventouses sèches ou d'Heurteloup, vésicatoires, purgatifs, drastiques, diurétiques, calomel à dose fractionnée, sublimé, pédiluves, cure d'inonctions, séjour au lit prolongé pendant plusieurs semaines, compression, etc., etc., la matière médicale toute entière a été mise à contribution sans donner un seul résultat sérieux. Mais l'intervention chirurgicale ne réussira-t-elle pas là où le traitement médical échoue? Hélas ! Sichel et Kittel traitent cette affection redoutable par la paracentèse oculaire à travers la sclérotique; Bowman trouvant cette opération peu rationelle ponctionne le décollement en déchirant largement la rétine afin que l'épanchement communiquant avec le corps vitré, la portion décollée de la membrane rétinienne vienne reprendre sa place normale ; il opère cette déchirure de la rétine avec deux aiguilles. De Graëfe préfère se servir d'une aiguille à double tranchant qu'il plonge à travers le corps vitré et déchire la rétine par sa face adhérente au vitreus ; mais si rationnelle que soit l'opération, nous voyons de Graëfe constater tristement que si le résultat immédiat est parfois surprenant, il est malheureusement de peu de durée et presque toujours suivi d'une récidive fatale.

De Wecker pensant qu'il vaut mieux ménager autant que possible le corps vitré, pratique la déchirure de la rétine en procédant du côté du liquide sous-rétinien à l'aide d'un couteau de de Graëfe à lame très effilée. Plus tard, nous voyons cet oculiste éminent pratiquer la ponction au moyen d'une fine aiguille creuse, idée qui devait le conduire au drainage du décollement afin d'éviter l'augmentation de l'épanchement, son petit séton d'or vierge assurant une issue facile au liquide sous-rétinien, opération qui promettait de brillants résultats, mais qui fut bientôt abandonnée même par son auteur : aussi la plupart des oculistes aujourd'hui en sont-ils revenus à la simple ponction scléroticale. L'iridectomie, prônée par Galezowski et Poncet, n'a pas dans ce cas le même succès que dans le glaucome et est bien loin de mettre à l'abri les récidives. Citons pour mémoire le procédé de Wolf, de Glascow, qui ne diffère de la ponction que par le manuel opératoire, et la trépanation de la sclérotique pratiquée par Higgins (1).

On voit par cette courte énumération que les procédés chirurgicaux sont eux-mêmes assez nombreux, mais ajoutons avec de Wecker qu'ils sont bien peu efficaces, puisque nous trouvons dans une note de J. Hirschberg cet aveu désolant, que sur 113 cas

(1) Héggins, Med. Times and Gazette, v. I, p. 477, 1879.

de décollements rétiniens, il n'a pas vu une seule fois la guérison spontanée se produire, que pour lui les améliorations même sont une très grande rareté, et que sur dix cas de décollements traités par la ponction, il eut une guérison maintenue pendant plus d'une année, — une guérison relative, trois résultats incertains ; — tous ses autres opérés eurent des récidives rapides (1). Voilà où en était le traitement d'une des plus graves affections de l'œil, lorsque la pilocarpine fit son entrée triomphale dans la thérapeutique oculaire. Plusieurs oculistes songèrent à l'employer dans le décollement de la rétine, mais ils sont peu nombreux, car à part l'observation de Landesberg, que nous avons citée, nous ne trouvons que deux cas, l'un publié par Secondi (2), l'autre par Gillet de Grandmont (3), où la pilocarpine ait été employée dans le décollement de la rétine ; et encore devons-nous faire remarquer que dans le travail de M. Secondi, destiné bien plus à sa nouvelle opération, qu'il nomme hydro-dictyotomie ou sclero-dictyotomie qu'à la pilocarpine, il ne cite l'emploi de cet alcaloïde que comme adjuvant concurremment avec le repos en décubitus dorsal, le bandeau compressif, l'iodure de potassium. Ce traitement est si complexe, qu'on ne sait vraiment à quelle action il faut en attribuer le résultat; du reste, ce cas

(1) Note sur le traitement chirurgical du décollement de la rétine, par J. Hirschberg. (Annales d'oculistique, mai-juin 1879.)

(2) Secondi, Mémoire lu à la Société médicale de la Ligurie (14 mars 1878.)

(3) De l'action physiologique du nitrate de pilocarpine et de ses effets thérapeutiques dans les affections oculaires, par Gillet de Grandmont, 1878.

ne peut être vraiment cité comme emploi de la pilocarpine dans le traitement du décollement rétinien, puisqu'il a été précédé d'une opération chirurgicale. Nous en dirons autant du cas de M. Gillet de Grandmont, cité par lui dans son mémoire à l'observation II sous le numéro 2,560, puisque dans ce cas la ponction avait été pratiquée deux mois auparavant, et que la pilocarpine ne fut employée que pour faire remonter l'acuité visuelle à peu près nulle. On n'a donc fait usage de ce précieux médicament que comme de puissant adjuvant du traitement chirurgical; et c'est précisément cet ordre de choses que nous nous efforcerons de faire modifier, en démontrant par des observations précises et certaines les heureux résultats obtenus par les injections méthodiques de pilocarpine dans le décollement rétinien, résultats dont on pourra facilement apprécier l'importance par les nombreux champs visuels qui accompagnent nos observations; et nous ferons tous nos efforts pour amener les ophtalmologistes à traiter cette affection redoutable par la méthode de notre excellent maître, réservant l'intervention chirurgicale pour les cas désespérés et tout à fait « in extrémis. »

ARTICLE II.

Peut-être va-t-on nous dire que nous sommes bien téméraire de vouloir modifier, nous, jeune aprenti oculiste, un ordre de choses existant depuis longtemps déjà, et changer un système qui entre les mains des maîtres les plus éminents a donné quelques résultats heureux. L'objection est sérieuse ; aussi, pour excuser notre hardiesse, dirons-nous que si nous étions parfaitement sûr que les maîtres dont il s'agit aient une entière confiance dans les procédés usités dans l'ordre de choses actuel, nous n'entreprendrions point la tâche laborieuse et difficile de les faire changer d'avis ; mais comme nous sommes parfaitement certain que quiconque opère un décollement rétinien a la ferme persuasion que le résultat sera passager et la récidive inévitable, nous entrons bravement en lice, mettant notre jeunesse et notre inexpérience sous l'égide de notre jeune professeur et, à l'abri de son nom bien connu déjà parmi les oculistes les plus distingués, nous venons dire au monde ophtalmologiste : « Voilà les résultats que nous avons obtenus, les observations que nous avons recueillies : voyez et jugez ; et, afin que votre jugement puisse se faire sur des bases certaines, nous déclarons ici que les observations ont été recueillies avec la plus entière bonne foi, que les champs visuels avant d'être arrêtés définitivement ont été contrôlés par de nombreuses épreuves et qu'enfin n'étant point entaché d'*exclusivisme* et porté à croire que rien de mieux ne puisse être trouvé, nous n'avons point manqué de noter soigneusement les rechutes quand elles se sont produites, de façon que si on peut critiquer la faiblesse de ce travail, on ne puisse du moins ni attaquer, ni mettre en doute notre honnêteté dans la courte statistique que nous donnerons à la suite de l'exposé de nos observations.

Parmi nos observations, les sept premières ont déjà

été publiées par M. le professeur Dianoux dans les Archives d'ophtalmologie ; nous les donnons telles que notre cher maître les a publiées, en complétant celles dont les sujets ont pu être suivis pendant plus longtemps; les six suivantes sont entièrement inédites, et enfin les trois autres nous ont été gracieusement offertes par M. le Dr Teillais, que nous tenons à remercier ici de la façon toute courtoise et vraiment cordiale avec laquelle il s'est mis à notre disposition.

Observation I.

Le 3 avril 1879, une jeune fille de 21 ans, Marie Tocsin, demeurant au village de la Basse-Lande, commune de Rezé, m'est amenée par sa mère. Elle ne voit pas assez pour se conduire et sa mère la dirige par la main. Très myope, elle avait vu depuis l'âge de douze ans sa vue faiblir graduellement. Il y a cinq ans, l'œil gauche se perdit totalement. Depuis cinq mois, la vision de l'œil droit à son tour se met à décliner rapidement ; des ombres flottantes, des phosphènes brillants apparurent, bientôt suivis de déformation apparente des objets ; tout lui semblait de travers, une aiguille à coudre lui paraissait en zigzag ; finalement, la vision s'abatit au point qu'actuellement elle distingue avec peine la main que je lui place devant l'œil.

L'ophtalmoscope permet cependant de distinguer encore le fond de l'œil normal dans une petite partie de la région supérieure sous forme d'un croissant. Le reste de la rétine est décollé et présente une coloration grisâtre remplissant presque tout le champ de la pupille, ici largement dilatée. La consistance de l'œil paraît un peu diminuée.

L'œil gauche est le siège d'une cataracte molle d'un blanc bleuâtre éclatant et l'examen à la lampe montre une insensibilité presque complète de la rétine. La cataracte est vraisemblablement consécutive à un décollement qui amena, il y a cinq ans, la perte de la vision.

Au centre on voit le scotome primitif et en pointillé le scotome très relatif de mars 1881.

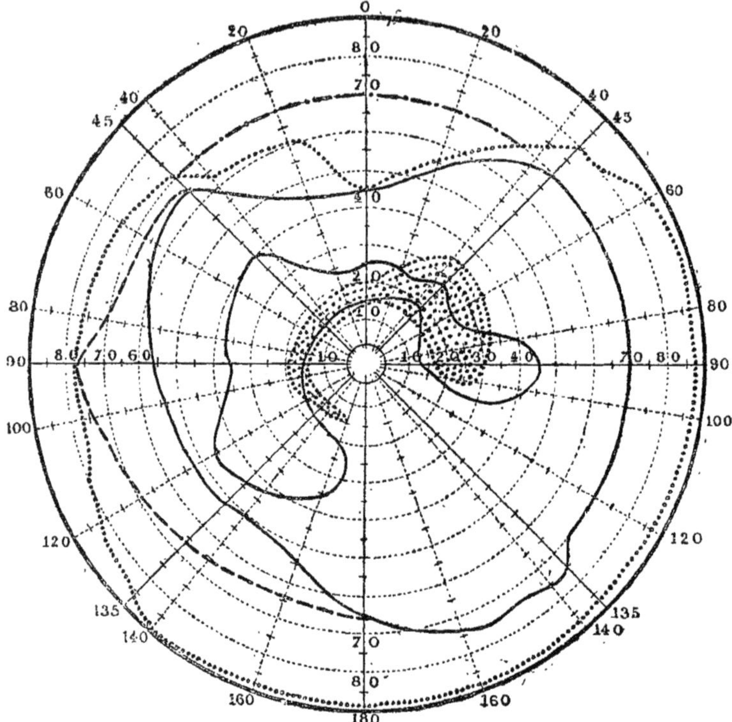

Fig. 1. — Champs visuels de Marie Tocsin.

Le trait continu indique le premier champ visuel en novembre 1879.
» — — — — — — Après 7 injections.
» . . . . 12 juillet 1880.
» . — . — . — . — 22 mars 1881.

Un traitement consistant en une série d'injections de nitrate de pilocarpine à dose suffisante pour amener le ptyalisme sans sudation est institué.

Le septième jour, l'amélioration est telle, que la malade vient seule de sa demeure située à près de 2 kilomètres. A partir de ce jour, l'amélioration s'accentue avec des alternatives de pis et de mieux.

Le 1er décembre V = 1/10 avec un verre concave de 10 dioptries et la lecture des plus fins caractères est possible ; à l'ophtalmoscope, le décollement est réduit à un croissant embrassant la pupille dans sa concavité supérieure, et dont le scotome du champ visuel rend parfaitement compte. Sa coloration est grisâtre. Son épaisseur me paraît pouvoir être évaluée à 2 millimètres. Au centre, portion la plus saillante sur sa partie supérieure, la limitation est brusque ; une zone saine sépare, d'une part, la concavité du croissant de la pupille, de l'autre, la convexité de la région périphérique. La région de la macula est parfaitement saine et ne présente aucune trace de scléro choroïdite.

Depuis décembre, l'état de l'œil n'a guère varié ; quelques légères tendances à une aggravation se sont manifestées à trois reprises, bientôt vaincues par les injections. Un symptôme fort gênant pour la malade persiste toutefois, je veux parler de phosphènes sous forme d'ondes lumineuses, ayant leur siège dans la région soulevée, et, fait singulier, ces photopsies ont disparu totalement pendant les huit ou dix jours qui suivirent l'extraction de la cataracte de l'œil gauche. Je procédai, en effet, à l'extraction linéaire simple de celle-ci au mois d'avril, à la clinique ophthalmologique de l'Hôtel-Dieu.

Ce furent le désir de la malade et un but esthétique plus que l'espoir du rétablissement de la vision qui me décidèrent à cette opération. Le résultat fut atteint sans encombre, l'esthétique satisfaite, mais la vision resta presque nulle. Un décollement total existait, comme il avait été prévu.

J'ai, bien entendu, décidé la malade à renoncer à sa profession trop fatigante, mais je n'ose pas encore lui permettre l'usage de verres concaves malgré ses obsessions à cet égard. Ici s'arrête l'observation publiée au mois de novembre par M. Dianoux ; comme depuis cette époque la malade est revenue à la clinique ophthalmalogique, nous pourrons compléter cette observation par deux nouveaux champs visuels pris à différentes époques assez éloignées l'une de l'autre : l'un qu'on trouve indiqué en pointillé dans notre figure première date du 12 juillet 1880 et nous montre que si le champ visuel s'est considérablement agrandi à la partie périphérique, il reste encore à la partie supérieure une large échancrure indiquant que l'épanchement est encore assez abondant à la partie inférieure du globe oculaire ; le traitement est continué par séries de 15 injections suivies de 8 jours de repos. L'état reste stationnaire ; aussi une épidémie de catarrhe granuleux s'étant déclarée dans la salle de clinique, la malade est-elle autorisée à retourner chez elle à la campagne. Elle revient le 8 mars 1881, en disant que depuis quelques jours elle voit plus trouble ; on lui recommence son traitement, et le 22 du même mois le champ visuel nous donne le résultat qu'on peut apprécier par le champ indiqué dans la figure par des petits traits entrecoupés d'un point. La restitution du champ visuel est donc complète, et cependant l'examen ophtalmoscopique nous permet de reconnaître que la rétine est encore soulevée par un épanchement assez considérable ; la membrane rétinienne a pris un aspect nacré chatoyant ; deux replis assez marqués existent, rendus très appréciables par la présence de deux vaisseaux dont la direction en zig zag indique clairement un soulèvement de la rétine. Nous insistons sur ce fait que nous n'avons encore trouvé signalé nulle part, et dont l'explication nous échappe encore c'est que, malgré cette apparence de transformation fibreuse de la membrane rétinienne soulevée, cette portion n'en continue pas moins à fonctionner, puisque l'étendue du champ visuel est intégrale, et qu'aucune trace de métamorphosie n'existe ; en effet, une longue règle placée devant l'œil à une certaine distance est vue parfaitement droite, quelle que soit la position qu'on lui donne ; de plus la perception des couleurs est intacte et surtout sensible au point de fixation, malgré le scotome très léger il est vrai qu'on y observe encore. La malade enchantée du résultat d'un traitement de près d'une année sort e 3 mai 1881.

Observation II.

D..., 34 ans, tonnelier, à Châtaubriant, vient me consulter le 26 juillet 1879. Il voit à peine à se conduire et se heurte en entrant dans les meubles de mon cabinet. Il est, me dit-il, profondément désespéré. Il a perdu l'œil gauche il y a deux ans, par suite de décollement de la rétine, et porte encore dans cet œil le fil d'or à drainage qu'on lui a mis sans résultat. De cet œil, il ne distingue guère confusément que le jour de la nuit.

Il y a trois à quatre mois que la vision de l'œil droit a commencé à baisser ; mais depuis 15 jours il est tombé dans l'état actuel et a dû se faire conduire à Nantes par un parent.

Cet homme est profondément anémié par la misère et le chagrin.

L'œil droit peut à peine compter les doigts à 2 mètres. Il ne reste du champ visuel qu'une portion externe et inférieure ; la vision centrale fait défaut. Tension du globe normale, etc.

A l'ophtalmoscope, décollement opalin de la rétine occupant les trois cinquièmes inférieurs de l'œil et remontant plus en dehors qu'en dedans. Corps vitré trouble et floconneux.

Je donne à D... une consultation écrite pour mon ami le Dr de Carfort, dans laquelle je le prie de pratiquer au malade, pendant dix jours consécutifs des injections de pilocarpine.

Je revis mon malade le 10 août. Son état avait singulièrement changé et je fus extraordinairement mais agréablement surpris, de constater une vision de 2/3 et la restitution du champ visuel dans la portion externe, ainsi que dans une étendue notable de la région inférieure. Le corps vitré, très éclairé, contenait encore cependant d'assez nombreux flocons. Le décollement était réduit au tiers inférieur de l'œil.

Je conseillai la continuation du traitement et le repos. Ces conseils ne furent pas suivis, et le 6 septembre, D..., me revint avec une rechute grave, la vision était retombée depuis huit jours, à peu près au même point que lors du premier examen, et le décollement avait repris ses précédentes dimensions, toutefois le corps vitré était beaucoup moins trouble.

Je prescrivis le même traitement que la première fois, mais, je l'avoue, sans grand espoir. Je devais encore être heureusement déçu. L'état de fortune précaire de mon malade l'empêcha longtemps de revenir, mais je sus que son état s'était amélioré au point de pouvoir reprendre son travail. De ses injections, me fit-il dire, il avait gardé une salivation habituelle fort abondante, et suivant son expression de tonnelier, il avait, depuis cette époque, craché des barriques de salive.

Sur ma demande pressante, il vint me voir le 26 juillet dernier.

Je constatai alors $V = 1$. Emmétropie. Quelques corps flottants dans le corps vitré. Décollement limité à la région la plus déclive du globe formant à peine une légère saillie, arrondie, d'un diamètre de 3 millimètres environ ; pas de fluctuations appréciables, limites nettement tranchées. D... absolument satisfait, a repris toutes ses dures occupations.

OBSERVATION III.

Le nommé Laheux, âgé de 35 ans, demeurant à la Noëe, commune de Saint-Mars-de-Coutais, se présente à mon cabinet, le 11 octobre dernier.

Cet homme, que je connaissais de longue date, vit à peu près exclusivement de sa pêche et de sa chasse à la sauvagine, sur le lac de Grand-Lieu, et j'ai pu juger moi-même bien des fois de l'excellence de sa vue et de son adresse de chasseur.

Au moment des grands froids de l'hiver 1879-1880, après une journée de chasse, au soleil tombant, il venait de tuer un lapin, lorsque pris de froid, il se hâta de regagner son logis. Le lendemain matin, dès l'aube, suivant son habitude et ne se ressentant plus de rien, il se rendit sur la glace pour tirer des canards. Au moment de mettre en joue, il s'aperçoit avec stupeur qu'il ne peut plus viser de l'œil droit, un peu plus de la moitié inférieure des objets et leur portion gauche lui étant dérobés par un voile grisâtre. Il patienta quinze jours, mais n'éprouvant pas l'amélioration qu'il espérait « de la bonne nature » il se décida à venir me demander secours,

Je constatai de l'œil droit V = 1/25 difficilement. Champ visuel très rétréci en bas et en dedans. Fixation centrale disparue. A l'ophtalmoscope, décollement de la région supérieure et externe de la rétine, fluctuant, grisâtre. Corps vitré parfaitement transparent dans la région demeurée saine.

Traitement : Injections de pilocarpine jusqu'à légère sudation.

Le 16 décembre. Le liquide du décollement, suivant la coutume, s'est déplacé et occupe maintenant la région inférieure. Il s'y résorbe graduellement les jours suivants.

Après 15 injections, V = 1/10 avec + 42.

Le décollement offre à sa partie culminante, qui correspond à l'équateur, un grand repli horizontal.

Repos de dix jours, pendant lesquels le malade prendra du sirop de Gibert, puis une nouvelle série de 10 injections après lesquelles V = 1/5.

Depuis cette époque, Laheux a repris ses habitudes de chasse et de pêche variées par le travail dans une carrière de pierres. Malgré ce pénible métier, il m'a fait dire à plusieurs reprises que l'amélioration se maintenait et même s'était accentuée assez pour que son œil lui rendît les mêmes services qu'autrefois; toutefois lorsqu'il fixe à quelques pas un homme à la hauteur de la einture, il ne lui voit que confusément la tête.

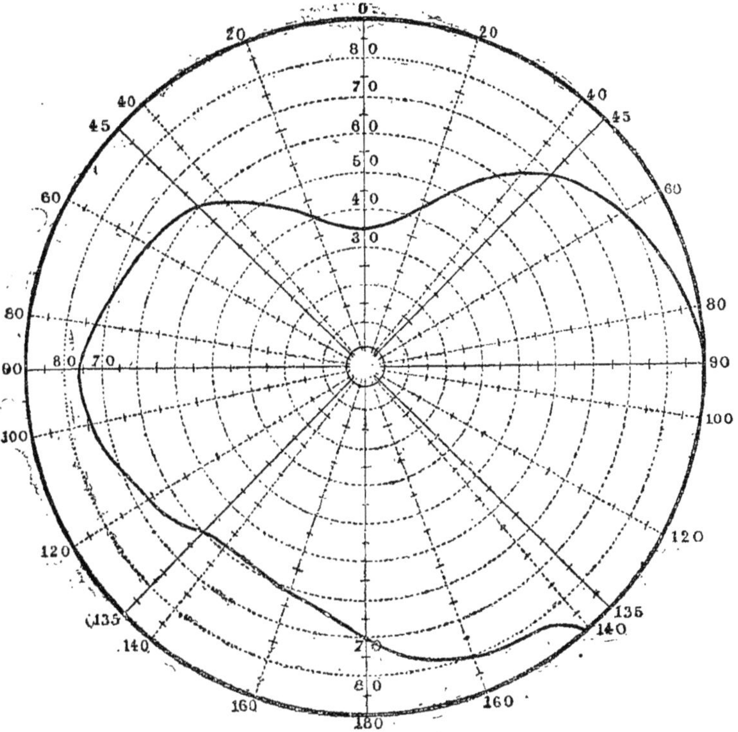

Fig 2. — Champ visuel de Lacheux après 20 injections de pilocarpine.

OBSERVATION IV.

Léon Grélier, ajusteur, âgé de 18 ans, demeurant à Vertou, vint me consulter le 22 mai, pour une diminution considérable de sa vue de l'œil droit. L'affection remonte à huit jours, et s'est déclarée brusquement, sans cause appréciable. Quant à l'œil gauche, fortement dévié en dehors, il est perdu depuis plus d'un an, il ne sait même pas au juste depuis quand et prétend qu'il n'y a pas à s'en occuper.

Dans l'œil droit, je constate quatre petits points hémorrhagiques au pourtour de la macula. L'examen attentif de l'état général, celui des urines, ne décèle rien d'anormal. Le jeune homme est grand et mince, n'a jamais été malade, et paraît seulement anémique. Il ne peut rien me dire de la marche qu'a suivie la maladie qui a amené la perte complète de l'œil gauche;

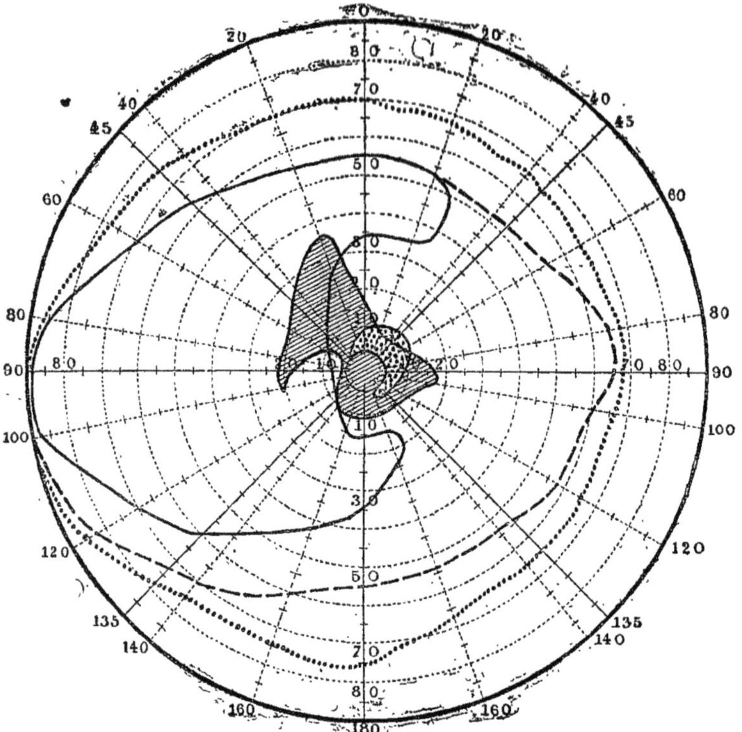

Fig. 3. — Champ visuel de Léon Grélier.

Le trait continu indique le champ visuel du 4 juillet 1880.

» — — — — — — indique le champ visuel du 7 septembre.

» . . . . indique le champ visuel du 4 octobre.

Au centre la partie hachée indique le scotome primitif.

Au centre la partie en pointillé indique le scotome très relatif du 4 octobre.

cela s'est fait brusquement, en trois jours, sans douleur, et sans qu'il y prît garde.

L'œil était le siège d'un décollement de la rétine qui me parut total, et qu'on pouvait presque voir à l'éclairage oblique; il distingue le jour de la nuit.

J'institue un traitement tonique et procède pendant le jour à des injections de pilocarpine, dans le but d'amener plus rapidement la résorption du sang épanché.

Je m'absente avant la fin de la série des injections de pilocarpine et conseille, après un repos de dix jours, une nouvelle série de 15 injections.

Je revois mon malade dans les premiers jours de juillet et j'apprends de lui, avec une surprise que l'on comprendra sans peine, qu'il voit maintenant pour se conduire..... de son œil gauche ! Joignant la démonstration à son assertion, il circule sans gêne dans mon cabinet, il distingue le n° XX de l'échelle de Snellen, à 20 centimètres, et l'ophthalmoscope permet de constater que le décollement s'est énormément affaissé; on peut apercevoir la papille masquée encore à moitié par un repli vertical du décollement; le fond de l'œil se voit avec son aspect normal dans le tiers supéro-interne.

L'examen du champ visuel au périmètre de Landolt permet de constater que la fixation se fait par un point de la rétine séparé de la fovea par un angle de 150°, situé dans un plan à peu près horizontal.

Le reste du décollement est grisâtre, il ondule peu dans les mouvements brusques de l'œil.

Par contre, la vision de l'œil droit a baissé O D V = 1/10, bien que le sang se soit à peu près résorbé.

25 injections ont été faites, j'en pratique vingt autres à la suite desquelles la vision de l'œil droit remonte à peu près à 1/2 O D V = 1/2.

L'acuité visuelle de l'œil droit reste à peu près stationnaire, mais le champ visuel s'étend de plus en plus et le point de fixation se rapproche sensiblement de la macula. Le 7 septembre dernier, l'examen a démontré que le décollement était limité à un croissant à contours irréguliers, à concavité supérieure embrassant la macula qu'il occupe ou recouvre; le pli vertical recouvrant la pupille n'en masque plus guère que le cinquième. Les régions périphériques ont recouvré leur aspect normal.

La perception des couleurs est la même pour les deux yeux, et des deux côtés elle est également vicieuse. Les laines colorées en bleu, vert et violet, de nuances variées, sont toutes vues bleues sans distinction par ce malade. Le rouge et l'orange sont seuls vus ou du moins désignés par leur nom. Depuis l'époque où cette observation s'arrête, nous avons eu l'occasion de revoir ce jeune homme dont l'histoire est des plus intéressantes Le 4 octobre, Léon Grélier revenait à la clinique ophthalmologique de l'Hôtel-Dieu et nous prenions de nouveau son champ visuel, qui se trouve indiqué dans notre figure 3 par la ligne de pointillé.

Cette nouvelle épreuve nous montre que non seulement le résultat s'est maintenu, mais que l'état de l'œil s'est considérablement amélioré; car non seulement le champ visuel a recouvré toute son intégrité à la région périphérique, mais le scotome central qui existait encore au mois de septembre a pour ainsi dire disparu et à sa place autour de la macula parfaitement libre, on trouve à peine un très léger scotome indiqué dans notre figure par un pointillé blanc autour du point de fixation.

Observation V.

Femme de 63 ans. Décollement de la rétine gauche remontant à trois ans, paraissant total ; tension de l'œil normale, causes appréciables, quelques stries dans le cristallin, indices d'une cataracte secondaire commençante. Vision limité à la distinction du jour et de la nuit. 10 injections de pilocarpine. Aucun résultat n'est obtenu. Le traitement n'est pas contiuué.

Observation VI.

M. H..., 28 ans, a possédé jusqu'à ces derniers temps une très bonne vue, l'œil gauche était emmétrope, l'œil droit myope très faiblement (14). Un médecin lui avait conseillé, l'année dernière, un pince-nez qu'il a cessé de porter depuis plusieurs mois. Ses occupations consistent en un travail d'écritures, qui par intervalles nécessite une application très longue et fatigante. Il y a quinze jours, à la suite d'une journée très chargée, des troubles se manifestèrent dans l'œil gauche, caractérisés par un brouillard masquant la partie supérieure des objets, lesquels paraissent déformés.

L'examen de l'acuité visuelle donne pour cet œil : V = 1/5.

A l'ophthalmoscope, je constate un décollement occupant le tiers inféro-externe de l'œil. La rétine semble avoir gardé toute sa transparence.

Traitement. — Repos absolu des yeux etc... Injections de pilocarpine. A la suite de 10 injections V = 2/5, le décollement s'est affaissé et n'occupe plus que le quart inféro-externe. Le malade est très content du résultat; il prétend que par un fort éclairage, le scotome devient demi transparent et qu'il distingue au travers dans une certaine étendue, ce qui ferait croire qu'une portion recollée de la rétine est masquée par le repli que montre l'ophthalmoscope. J'ai toutes les peines du monde à l'empêcher de reprendre son travail. Malheureusement sur ces entrefaites je m'absentai pour un mois et je n'ai point revu M. H... Je le regrette d'autant plus qu'il me paraissait être dans les meilleures conditions pour arriver à la guérison, en raison de la date récente du décollement et de l'action vraiment encourageante du traitement.

Observation VII.

Mme de L..., âgée de 50 ans, a perdu la vue de l'œil gauche, il y a quatre mois environ, à la suite de troubles longtemps prolongés, provoqués probablement par une scléro-choroïdite due à sa myopie (M = 4 1/2). Un chirurgien spécialiste, renommé à juste titre, a diagnostiqué un décollement de la rétine et pratiqué la ponction suivie de plusieurs semaines des soins habituels. Compressions-instillations de pilocarpine. Lui-même ne cachait pas le peu d'espoir qu'il plaçait dans l'opération. De fait le résultat fut nul.

Le 10 mai je constatai : O D M = 4 1/2 V = 2/3.

L'œil droit est le siège d'un décollement proéminant fortement en avant et de coloration gris bleuâtre.

La coloration normale du fond de l'œil n'est perçue que dans une très petite étendue, en un point et un peu en dedans, sous forme d'arc allongé.

Le champ visuel est limité à une faible étendue inféro-externe où la main est vaguement perçue.

Malgré les mauvaises conditions de l'œil, comme la santé était bonne et le désir de se guérir très ardent, je pratiquai 10 injections de pilocarpine après lesquelles une légère amélioration fut atteinte.

Le décollement s'était surtout notablement affaissé. Encouragée par ce résultat, Mme de L... se procura une seringue de Pravaz et, munie de pilocarpine, repartit pour S... où, suivant mes prescriptions, elle se pratiqua elle-même une série de dix injections, suivie de dix jours de repos, et ainsi de suite. Au mois de juillet, je reçus une lettre dans laquelle Mme de L... me donnait les détails les plus précis, avec une rigueur presque scientifique, sur son état actuel.

Je craindrais d'être trop long en citant complètement ses propres paroles ; mais le résultat était que l'amélioration s'était accentuée par saccades, si je puis me servir de cette expression, « Actuellement, me dit Mme de L..., si je fais mettre devant moi et tout près de moi ma femme de chambre, qui est un peu plus petite que moi, j'aperçois son côté droit, plus vaguement son côté gauche, et je ne vois pas sa tête. Depuis quelque temps, il me semblait que le recollement était presque stationnaire; mais depuis quelques jours il y a réellement un peu de progrès. La teinte grise se resserre par le haut et par le bas; je vois mes deux pieds posés sur un tabouret; il y a quatre ou cinq jours, je n'apercevais que le gauche. Mais dans tout ce que je vois en fait de couleurs, je ne distingue que le blanc et le noir; je vois cependant si les objets sont unis, ou rayés, ou tachetés. »

Et cette lettre est jointe à un dessin du champ visuel pris en se plaçant tout près d'une fenêtre, l'intersection des quatre carreaux servant de point de fixation, comme le montre la figure 4. Une nouvelle lettre que j'ai reçue tout dernièrement m'annonçait un état stationnaire et me demandait si un voyage à Nantes serait nuisible.

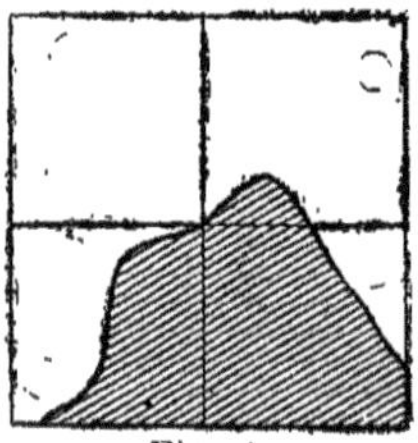

Fig. 4.

Assurément ce n'est pas là un résultat bien brillant; mais après l'échec absolu de la ponction il me semble qu'il n'y a pas lieu d'être trop mécontent. Ce cas a ceci d'intéressant, c'est que d'après l'observation spontanée de Mme de L..., la partie de la rétine qui a repris son fonctionnement est cependant restée inapte à donner la sensation des couleurs. Je n'ai point vu encore ce fait signalé, et je regrette de ne pas l'avoir connu plus tôt ; il serait intéressant de savoir quel est son degré de fréquence.

Ici s'arrêtent les observations par M. Dianoux, dans les Archives d'ophthalmologie ; mais avant de passer aux observations inédites, qu'on nous permette de faire figurer ici à titre d'observation une courte note que nous jugeons d'une certaine importance, parce qu'elle donne d'une manière exacte la date précise à laquelle notre jeune professeur commença l'usage des injections le pilocarpine dans de décollement rétinien.

Observation VIII.

M. Ch..., instituteur près de Vannes, est atteint de choroïdite séreuse avec nombreux corps flottants dans le corps vitré, très ramolli lui-même. Cet homme très inquiet de l'état de sa vue vient consulter M. Dianoux le 11 mars 1878. On constate V=1/10 et, en plus des lésions précitées, un décollement de la rétine occupant la partie équatoriale et supérieure de l'œil droit et large de 4 millimètres à peu près. Le traitement par les injections de pilocarpine est tenté pour la première fois et poussé avec une certaine vigueur ; 3 injections sont faites à doses assez fortes, après lesquelles V=2/3. A l'ophthalmoscope, plus traces de décollement : un collyre assez fort à la pilocarpine est conseillé et M. Ch... enchanté retourne près de ses élèves. Des nouvelles récentes nous apprennent que le résultat s'est heureusement maintenu. Malheureusement cette observation restera toujours incomplète, aucun champ visuel n'ayant été pris.

Observation IX (personnelle).

Sœur Sainte-Br..., hospitalière à la maternité de l'Hôtel-Dieu de Nantes, d'une santé chétive et atteinte depuis fort longtemps d'une myopie assez forte, qui n'a jamais été corrigée par des verres convenables, remarque vers le mois de janvier 1880 que sa vue baisse considérablement; elle éprouve en même temps de violentes douleurs péri et intra-orbitaires. Elle se préoccupe peu de cet état et n'en continue pas moins son rude service, rendu plus pénible par un haut degré d'emphysème, accompagné de nombreux et violents accès d'asthme; elle est de plus affligée d'une constipation opiniâtre qui la fatigue beaucoup.

Vers la fin d'août 1880, elle est prise d'un léger catarrhe conjonctival de l'œil droit; le 4 septembre elle s'aperçoit que la

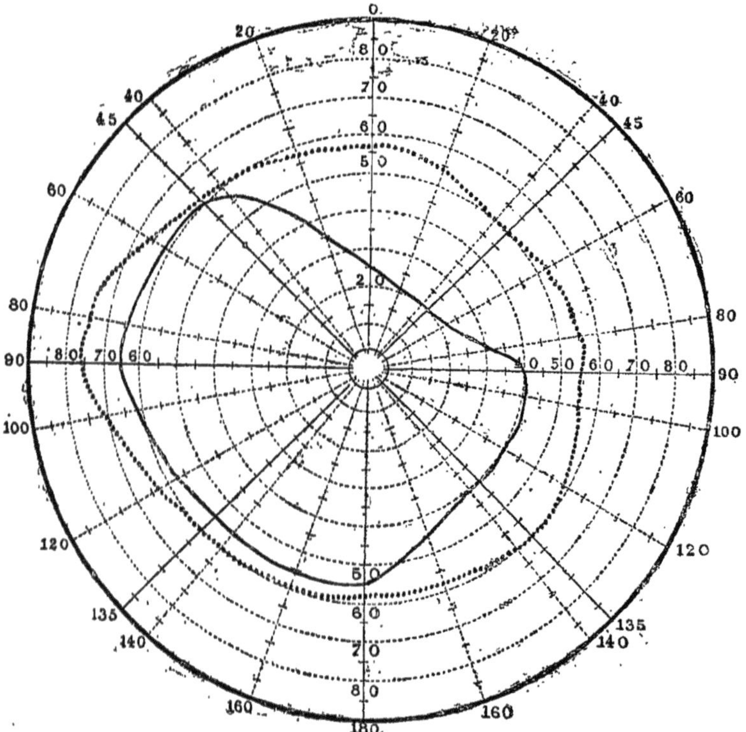

Fig. 5. — Champs visuels de sœur Saint-Br...

Le trait indique le champ primitif du 5 septembre 1880.
Le trait pointillé le champ après 15 injections et 8 jours de repos, le 24 sept.

vision de l'œil gauche vient de cesser brusquement, et qu'un voile grisâtre flotte devant son œil. Sérieusement et justement effrayée elle fait part de son état à Mme la Supérieure, qui l'accompagne à la clinique ophthalmologique le lendemain 5 septembre. Nous pouvons alors constater une myopie assez forte (M = 7 dioptries), la lecture même du n° 10 de de Wecker est difficile de l'œil sain ; l'acuité visuelle donne O D V = 2/5 avec 7 dioptries ; pour l'œil gauche, l'acuité est encore plus mauvaise O G V = L 1/20. L'examen des couleurs nous montre que :

Vert seul est vu à sa couleur normale.
Jaune est vu blanc.
Orange est vu jaune foncé.
Le rouge est deviné avec hésitation.
Bleu et violet sont vus vert.

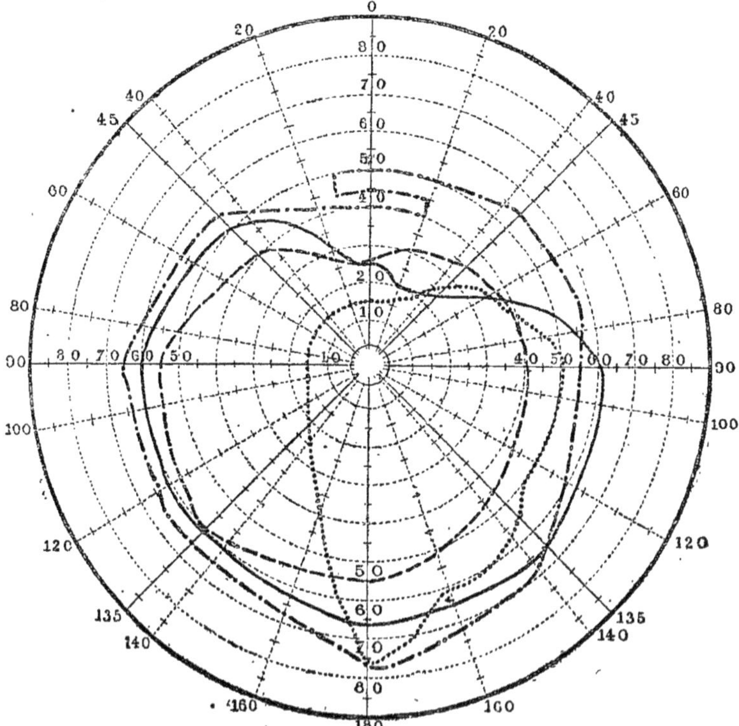

Fig. 6. — Champs visuels de sœur Saint-Br... indiquant la marche de la rechute.

Le trait continu indique le champ pris au début de la rechute, 16 octobre.
» — — — — — — indique le champ pris le 6 novembre.
» . . . . » le champ pris le 23 novembre
» . — . — . — . — » le champ pris le 18 décembre.

L'examen ophthalmoscopique nous fait voir un corps vitré trouble avec de nombreux corps flottants et un énorme décollement de la rétine, occupant près des deux tiers du globe oculaire; la membrane décollée flotte dans les brusques mouvements de l'œil; elle est d'un blanc grisâtre, le liquide qui la soulève est très abondant. L'examen campimétrique nous donne le champ visuel très rétréci, indiqué par un trait continu dans notre figure 5. On institue immédiatement le traitement par les injections sous-cutanées de nitrate de pilocarpine accompagnées d'un régime tonique, la malade étant, comme nous l'avons dit précédemment, d'une assez mauvaise santé. 15 injections sont pratiquées et suivies d'un repos de huit jours; le 24 septembre, la sœur Saint-B... revient à la clinique, où nous constatons que l'acuité visuelle a remonté; V=1/20. La malade lit facilement le n° 10 de de Wecker et même le n° 9, quoique avec difficulté, il est vrai; l'examen au périmètre nous donne un résultat remarquable, qui nous montre que dans tous les diamètres, le champ visuel s'est singulièrement étendu: on en trouvera une preuve en consultant la figure 5 où il est indiqué en pointillé. A l'ophthalmoscope, le corps vitré très éclairci nous laisse voir un magnifique staphylome postérieur, avec de nombreuses plaques de sclérochoroïdite disséminées aux environs de la macula qui, cependant, est respectée. Encouragés par ce succès, le traitement est continué avec ardeur. Le 25, un iritis léger se manifeste dans l'œil malade avec synéchies postérieures à la partie inférieure; il est combattu par les instillations d'atropine et le sublimé à petites doses; il cède facilement.

Le 26 octobre, après dix nouvelles injections et cinq jours de repos, la sœur nous revient en nous disant qu'elle croit que le décollement a augmenté: nous pouvons nous convaincre qu'en effet la rétine semble plus soulevée qu'au dernier examen ophthalmoscopique, et pour lever tous nos doutes, le périmètre vient nous montrer par le tracé indiqué dans la figure 6, par un trait continu, que le liquide sous-rétinien a augmenté à la région équatoriale et inférieure de l'œil. Les injections sont reprises avec plus de persévérance encore, et le 6 novembre nous trouvons V=1/20 comme précédemment, mais la malade lit le n° 8. Malgré ce progrès, nous sommes tristement déçus à l'examen par l'ophthalmoscope et le périmètre qui s'accordent pour nous montrer que, en dépit du traitement, la rechute a marché comme on peut voir par le champ visuel indiqué en petits traits dans la figure 6. Notons ici une particularité que nous avons oublié de mentionner, c'est que la rechute a été aussi subite que le décollement primitif, et nous ne serions pas éloigné de croire qu'elle ne soit intimement liée à la constipation excessive dont souffre la malade.

Loin de céder, la rechute augmente d'intensité pour ce qui regarde le décollement en lui-même, car la vision du moins s'améliore; le 23 novembre V=1/10 avec 12 dioptries. La malade lit le numéro 8, mais la rétine est plus décollée que jamais (champ visuel indiqué en pointillé, figure 6), elle a revêtu un aspect blanc brillant qui semble vouloir indiquer un commencement de transformation fibreuse. Cette découverte fut loin de nous rassurer et nous étions bien près de désespérer; néanmoins le traitement fut repris et, le 18 décembre, la sœur vient nous apprendre triomphalement qu'elle y voit beaucoup mieux, et que cette amélioration s'est produite brusquement. Le périmètre nous donne le curieux tracé indiqué en.—.—.—.—. fig. 6. Le champ visuel s'est donc énormément étendu. Le 21 janvier 1881 V=1/20; le champ visuel est presque normal et l'ophthalmoscope ne revèle plus qu'un décollement très limité à la partie inférieure et équatoriale. Enfin vers la mi-février après un traitement persistant pendant lequel 15 injections ont été faites en cinq mois, le champ visuel a repris toute son intégrité, et à travers la rétine un peu louche, il est vrai, on peut apercevoir le fond rouge de la choroïde sur laquelle la membrane nerveuse est parfaitement recollée, la tension intra-oculaire est redevenue normale, et depuis cette époque la guérison se maintient admirablement.

OBSERVATION X (personnelle).

Le nommé Land...., 32 ans, habitant aux Herbiers, constate que depuis dix-huit mois environ sa vue baisse considérablement de l'œil droit; cette diminution de la vision marche progressivement et ne s'accentue que lentement, lorsqu'il y a environ un an une aggravation foudroyante se produisit à la suite de fatigues excessives causées par une journée passée à la foire ; la vision cessa presque complètement. Il vint à Nantes où on lui appliqua des ventouses à la tempe ; de plus, considéré comme ataxique, il fut soumis aux courants continus et aux injections de strychnine. Aucune amélioration ne s'étant produite à la suite de ce traitement et trouvant son état plutôt empiré puisque la vision de l'œil gauche commençait, elle aussi, à baisser, le malade se décide à revenir à Nantes et se présente vers la fin de juillet 1880 à la consultation du Dr Diavoux, lui demandant ce qu'il faut faire pour son œil gauche, attendu que son œil droit est mort depuis longtemps et qu'il n'y a rien à en faire. Il a remarqué que sa vue un peu meilleure le matin devient très mauvaise le soir et se plaint vivement d'une sorte de crépitement, de fourmillement lumineux insupportable.

L'examen de l'acuité visuelle n'est pas brillant O G V = 1/7 avec 2 1/2 dioptries concaves. O D est encore plus mauvais, car de ce côté c'est tout juste si le malade peut compter les doigts. Etat général peu satisfaisant ; une dyspepsie très intense fatigue beaucoup cet homme, que l'état de sa vue a profondément démoralisé et plongé dans un noir chagrin. L'examen ophthalmoscopique ne révèle aucune lésion du côté de l'œil gauche ; mais la rétine droite est décollée sur une assez vaste étendue formant un demi-cercle embrassant la macula en dedans et en bas ; la saillie du décollement est peu marquée et la rétine a revêtu une teinte grisâtre très manifeste ; les vaisseaux rétiniens sont coupés en zigzags et plusieurs plis existent sur la membrane décollée, expliquant parfaitement la déformation des objets (métamorphopsie) que le malade a très bien remarqué dès le début de son affection. Le champ visuel indiqué dans la figure 7 par un trait continu est assez rétréci, et montre un vaste scotome central. Le traitement par la pilocarpine est immédiatement institué, accompagné d'un régime approprié aux troubles dyspeptiques dont se plaint le malade.

Land... retourne chez lui et confie au médecin des Herbiers le soin de lui faire ses injections dont neuf seulement sont faites au lieu de quinze ; mais trois d'entre elles furent faites à si haute dose par erreur du médecin, que le malade ainsi que toute sa famille furent plongés dans une profonde consternation : après chaque injection le pauvre patient était pris de salivation et de sudation effrayantes, durant plus d'une demi-journée, et suivies d'une prostration extrême. Chose remarquable : pendant toute la période des injections (31 juillet au 7 août) aucune amélioration n'est obtenue; mais trois jours après un mieux manifeste se déclare, au grand contentement du malade qui revient le 11 septembre à la clinique du Dr Dianoux. Le malade est radieux; la gaîté est revenue; l'appétit aussi, et la dyspepsie a si bien disparu que malgré ses sudations exagérées, le malade a pris de l'embonpoint. O G V= 2/3 avec 2 1/2 dioptries con-

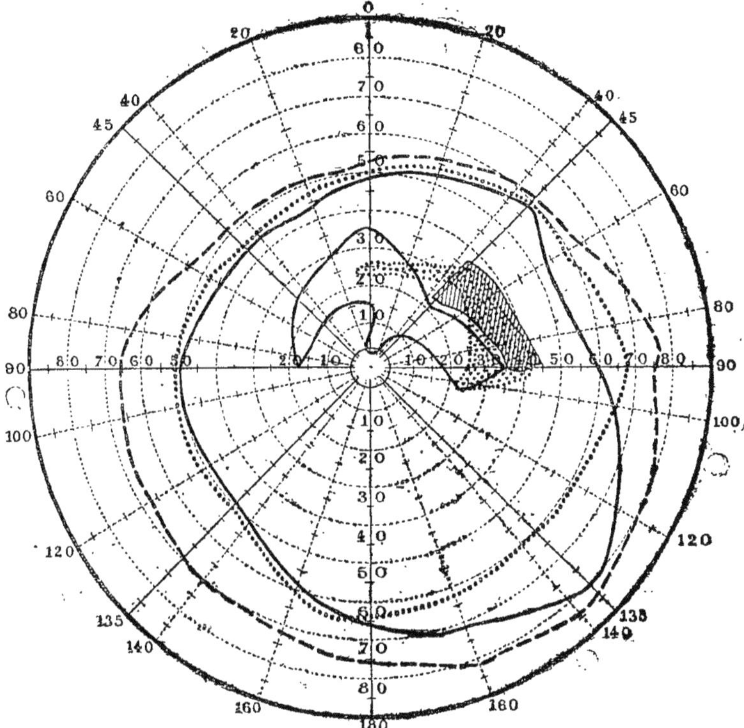

Fig. 7. — Champ visuel de Lond.... Od.

Le trait continu indique le premier champ visuel, juillet 1880.

» . . . . indique celui du 11 septembre.

» — — — — — — » celui du 25 octobre.

Au centre, vaste scotome et sa marche régressive, seconde période en pointillé, troisième en hachures.

caves; O D V= 1/10 avec — 3 dioptries; la lecture du n° 4 de de Wecker est facile même sans verre; cependant les lettres sont vues doubles dans le sens de la hauteur. L'ophthalmoscope révèle encore une teinte un peu louche de la rétine, mais le décollement semble avoir disparu; le corps vitré notablement éclairci, permet de voir de nombreuses plaques de scléro-choroïdite confinant la macula et un staphylome postérieur très étendu. L'examen au périmètre de Landolt donne un champ visuel presque normal et le scotome, qui déjà n'est plus que relatif (indiqué en pointillé), permet au malade d'apprécier les couleurs, le rouge est vu normal, mais le vert est vu un peu bleuâtre. Land... est si content, qu'il se soumet volontiers à une nouvelle série de 12 injections, mais à doses moins considérables; le 25 octobre il revient demander de nouveaux soins; V=<1/10 mais les conjonctives sont le siège d'un catarrhe aigu très intense, plus aucune trace de décollement; le champ visuel a retrouvé son intégrité, le scotome est à peine sensible (indiqué en hachures), la lecture du n° 4 est très facile, la diplopie a complètement disparu et, fait remarquable, l'acuité de l'œil gauche a considérablement remonté OGV=2/3. Cet heureux résultat s'est parfaitement maintenu ; le décollement ne s'est pas reproduit. L'ex-malade est retourné chez lui en parfaite santé et grandement enchanté d'une méthode qui venait de remporter un éclatant succès.

Observation XI (personnelle).

Rondeau, 32 ans, vannier, demeurant à Couëron, a eu plusieurs myopes dans sa famille ; à l'âge de 10 ans il fut atteint de kératites superficielles des deux cornées, ayant donné naissance à deux leucomes assez épais. Nous trouvons chez lui des traces évidentes de scrofules, notamment au tibia droit où on rencontre une périostite d'origine traumatique, mais qui sous l'influence de cette diathèse a passé à l'état chronique. Il y a deux ans, il fut arrêté de son travail par une affection hépatique développée sous l'influence de l'imprégnation alcoolique que le malade avoue du reste parfaitement. Myopie très accentuée de l'œil droit (M. =9 dioptries).

L'œil gauche, toujours plus faible que l'autre, a depuis bien longtemps une mauvaise acuité, car c'était à peine si le malade pouvait se conduire de cet œil. Il s'aperçut environ deux mois avant l'époque où il vient se faire soigner que vers le point central du champ visuel de son œil gauche, existait un point obscur dont les bords lui semblaient entourés d'un voile grisâtre. Peu à peu ce point s'agrandit, donnant au malade la sensation d'un brouillard intense avec métamorphopsie ; la vision s'éteint peu à peu ; mais un jour que le malade revenait chez lui chargé d'osiers, il fit une chute violente sur le dos. Un moment étourdi par la secousse, il constate en se relevant que la vue est totalement abolie dans son œil gauche. Un voile grisâtre plane devant son œil et lui semble agité de mouvements qu'il compare avec beaucoup de justesse au mouvement de la houle sur la rivière. Sérieusement inquiet, il vient à Nantes, le 12 janvier, consulter le Dr Dianoux qui constate O D V presque nulle, voit confusément

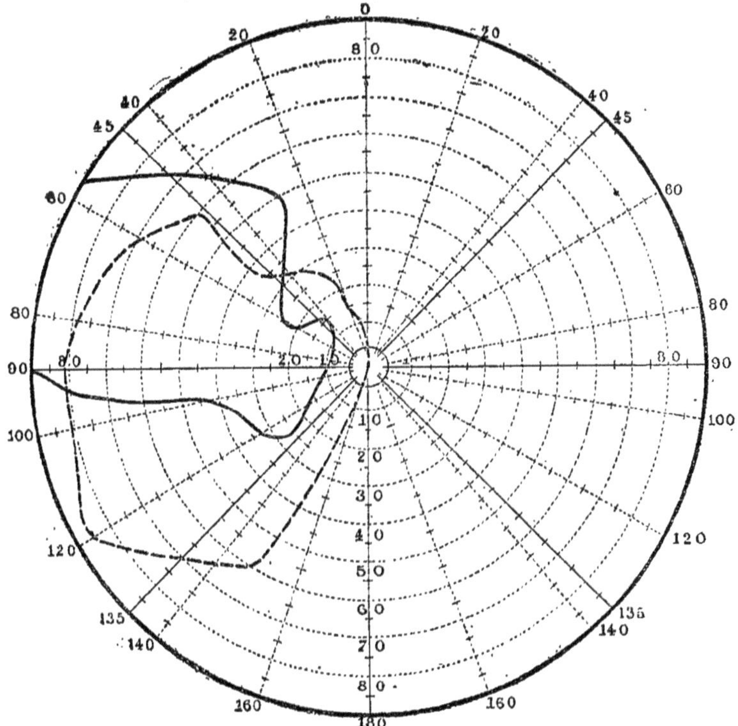

Fig. 8. — Champs visuels de Rondeau, œil gauche
Le trait continu indique le champ visuel du 12 janvier 1881.
» — — — — — — indique le champ visuel du 14 mars.

les doigts. Décollement énorme qui masque tout le champ pupillaire et ne permet pas l'exploration du fond de l'œil. L'examen au périmètre nous montre que la fixation centrale est abolie et que le champ visuel est réduit au tracé indiqué dans la figure 8 par un trait continu. Le malade est mis au traitement par la pilocarpine à la dose habituelle (huit gouttes d'une solution à 20 centigrammes pour 4 grammes). Après 15 injections, l'amélioration est considérable ; le décollement s'est affaissé au point de permettre l'exploration facile de toute la moitié supérieure-interne et inféro-interne de l'œil ; dans la partie inféro-externe même, on commence à apercevoir la coloration rosée de la choroïde. Le décollement s'étend de la macula en dehors, le point culminant grisâtre est sur le diamètre oblique externe, d'où la teinte va en se dégradant insensiblement jusqu'à la coloration rosée ; la pupille est saine, mais un peu œdémateuse à son pourtour. Le malade peut lire quelques mots du n° 10 de l'échelle de Wecker ; l'examen campimétrique nous montre que le champ visuel s'est fort agrandi. Le traitement après 10 jours de repos est repris. Après 15 nouvelles injections faites cette fois par le médecin de la localité, l'amélioration est peu marquée ; malheureusement malgré les conseils et les avertissements, cet homme continue à boire de l'eau-de-vie et à travailler, fort avant dans la nuit, à la confection de ses paniers, sans autre éclairage qu'une chandelle; malgré ces mauvaises conditions, l'amélioration se maintient et nous ne désespérons pas d'arriver à la guérison, mais ce ne sera pas sans lutte, car le malade est peu facile à mener.

Observation XII (personnelle).

Madame Vinet, agée de 60 ans, exerçant la profession fatigante de femme de ménage, vient à la consultation du Dr Dianoux le 4 février 1881. Cette femme, d'une mauvaise santé habituelle, est mariée, pâle, se nourrit mal et a des digestions difficiles ; elle a remarqué que depuis huit jours sa vue a considérablement baissé du côté gauche, et depuis le trouble visuel a été en augmentant. On constate O D V = 1/2 difficilement avec 2,25 dioptries concaves ; la malade n'a jamais porté de verres, elle distingue quelques lettres du numéro 10 de l'échelle de de Wecker. O B V = 1/120, elle distingue avec peine la main qu'on lui présente devant l'œil et ne peut compter les doigts. A l'éclairage, par le miroir de Coccius, on aperçoit des stries manifestes dans les deux cristallins ; la perception des couleurs est assez normale, cependant le violet n'est pas distingué et l'orangé est vu rouge. L'ophthalmoscope permet de distinguer de nombreux et volumineux corps flottants qui depuis longtemps doivent troubler la vue de cet œil ; la rétine décollée dans toute la moitié supérieure et la partie externe de l'œil flotte et ondule à chaque mouvement ; elle est grisâtre et peu transparente, la pupille ne peut être explorée, la tension est un peu diminuée. On

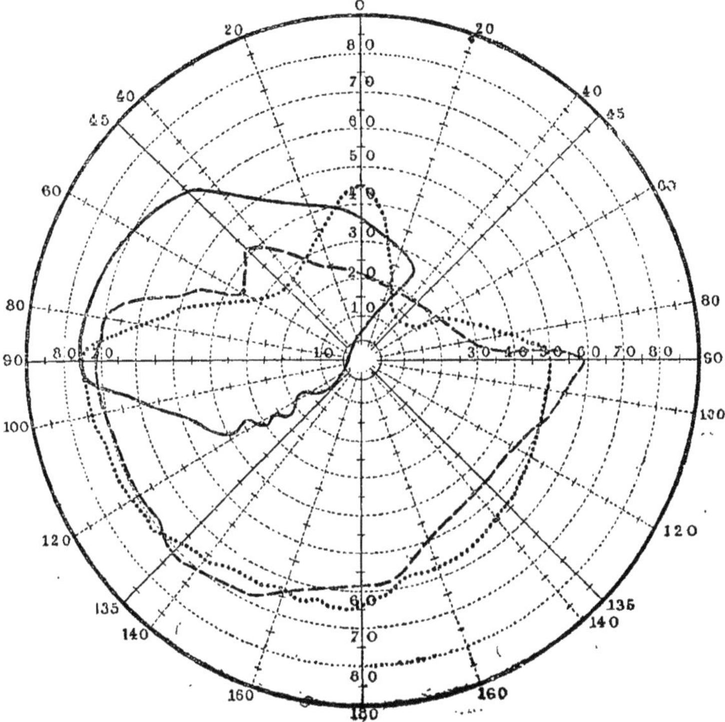

Fig. 9. — Champ visuel de Mme Vin...., œil gauche.
Le trait continu indique le champ visuel du 5 février 1881.
» . . . . indique le champ visuel du 5 mars 1881.
» — — — — — — » » du 29 mars 1881.

institue imédiatement le traitement par les injections sous-cutanées de nitrate de pilocarpine pendant quinze jours et on laisse à la malade dix jours de repos. Ajoutons que l'examen périmétrique nous avait révélé la perte de la fixation centrale, comme on peut s'en assurer par le tracé indiqué en trait continu dans la figure 9. Le 10 février, après une application prolongée à la couture, une douleur assez vive se manifeste dans l'œil gauche ; il existe de l'injection perikératique, la pupille est resserrée, quelques synéchies postérieures ; ces symptômes sont immédiatement combattus par des instillations d'atropine et l'application de cataplasmes.

Le 11, la pupille se dilate et l'injection diminue ; notons que dès la troisième injection la malade a pu compter les doigts.

Le 8 mars, après 15 injections poussées jusqu'à salivation abondante, la vision remonte beaucoup. V=1/30 sans verres.

L'examen au périmètre nous donne un champ visuel considérablement agrandi avec restitution de la fixation centrale (indiqué en pointillé, ligne 9). L'ophthalmoscope permet de reconnaître que le décollement occupe maintenant le tiers inférieur de l'œil, avec un prolongement triangulaire se dirigeant vers la macula ; la rétine, décollée, offre de nombreux plis établis en éventail avec des sillons assez profonds; sa coloration est d'un gris d'acier très remarquable; dans le tiers inféro-externe on commence à percevoir la teinte rosée de la choroïde.

Le 29 mars, l'état de la vision s'est amélioré V=1/20 et la malade peut se conduire de cet œil dans un milieu bien éclairé ou le matin ; le soir la vision est moins bonne ; cependant l'examen campimétrique nous est moins favorable que le précédent et montre un commencement de recrudescence dans l'épanchement : on conseille la compression de l'œil pendant la nuit. Peu de changements jusqu'au commencement de mai : à cette époque, à la suite de violentes contrariétés, la vision baisse brusquement dans l'œil malade et le décollement augmente ; la malade ne compte plus les doigts que dans la moitié supérieure du champ visuel ; l'œil est devenu manifestement phthisique et son volume diminue d'une façon très appréciable : on cesse immédiatement la compression que nous faisons pour notre part entrer en ligne de compte dans l'issue malheureuse de cette cure. La malade complètement découragée cesse complètement de venir à la clinique et nous laisse sans nouvelles ultérieures. Ajoutons qu'en plus de son état misérable cette femme est soumise à des violences et à des mauvais traitements continuels.

Assurément cette observation n'est pas brillante comme résultat définitif, mais nous ferons remarquer que chez cette malade l'œil était déjà profondément désorganisé (ramollissement du corps vitré, cataracte commençante), la santé débilitée à un haut degré et que malgré ces conditions déplorables une amélioration manifeste s'était produite, lorsque la phthisie du globe est venue si mal à propos détruire notre ouvrage.

Observation XIII (personnelle).

Marie Blaie, âgée de 23 ans, lingère, est myope depuis son enfance; la myopie a été en s'accroissant progressivement, et l'usage des verres concaves remonte déjà à une époque très éloignée et, malgré ce secours, la vision n'a jamais été très bonne. Vers le commencement de l'année 1880, elle fut atteinte d'une fièvre typhoïde grave accompagnée de délire violent; à la suite de cette maladie, des troubles cérébraux survinrent, qui nécessitèrent son admission à l'Hospice-Général, quartier des aliénées. Là sa raison revint parfaitement, et elle fut employée assidûment aux travaux de couture; malheureusement, ces travaux appliquants furent exécutés sans lunettes, et nous sommes très portés à faire remonter à cette circonstance le double décollement rétinien dont cette malade est affectée. Vers le mois de juillet, en effet, elle constate que sa vue baisse d'une façon très sensible; c'est avec peine déjà qu'elle peut enfiler son aiguille; peu à peu sa vision diminue lentement, mais d'une façon continue, lorsque vers le mois d'août une aggravation se produit brusquement à la suite d'une impression morale vive. Elle voit trouble, un voile gris lui dérobe une partie des objets qui lui semblent déformés.

L'ennui et l'état de sa vue ne tardent pas à démoraliser cette malade qui prend l'hospice en horreur, et demande à rentrer chez elle; là elle se traite du mieux qu'elle peut, mais voyant qu'au lieu de gagner sa vue s'éteint de plus en plus, elle se décide à venir consulter et se présente à la clinique ophthalmologique de l'Hôtel-Dieu le 10 décembre, environ quatre mois après la brusque disparition de la vision; elle est obligée de se faire conduire, disant que le brouillard qu'elle a devant les yeux l'empêche de rien distinguer. On constate que les deux rétines sont largement décollées, surtout à droite; la membrane nerveuse est d'un gris bleuâtre avec un aspect un peu louche sur les bords du décollement qui occupe la partie inférieure et inféro-interne de l'œil droit, et la partie inférieure et inféro-externe de l'œil gauche, avec un prolongement vers la partie supéro-externe. L'exploration des papilles est rendue assez difficile par suite du peu de transparence des milieux oculaires; on peut cependant les entrevoir; elles semblent un peu œdémateuses. L'acuité visuelle n'est pas brillante; la myopie est très forte (M = 10 dioptries) et les pupilles largement dilatées. O D V = 1/30 avec 10 dioptries concaves; O G, dont la vision est un peu meilleure, V = 1,50/30; la malade lit avec beaucoup de difficulté le n° 5 de de Wecker. L'état général n'est pas très satisfaisant, le sujet est pâle, anémique, et ne semble pas d'un tempérament à réaction vive. Néanmoins, on la soumet aux injections sous-cutanées de nitrate de pilocarpine, à partir du 11 décembre.

Le 7 janvier, après quinze injections et douze jours de repos, nous revoyons la malade; l'acuité visuelle a remonté $\left\{\begin{matrix} \text{O D} \\ \text{O G} \end{matrix}\right.$ V = 1/15 avec 13 dioptries concaves, et la lecture du n° 4 commence à se faire, quoique avec une grande difficulté. L'examen périmétrique nous donne le tracé qu'on peut suivre sur la fig. 10, et nous montre qu'il existe peu de progrès du côté de l'œil droit, et que le décollement a un peu augmenté à gauche où il occupe toute la partie inférieure de l'œil.

Une nouvelle série de quinze injections est acceptée par la malade que nous examinons de nouveau le 11 février 1881. L'examen périmétrique n'a pas varié pour l'œil gauche, mais du côté droit le progrès est manifeste (tracé — — -- figure 10). L'acuité est aussi en amélioration O D V = 1/30, O G V = 1/25; la lecture du n° 3 se fait facilement avec — 12 dioptries.

Le 12 mars, après une troisième série d'injections, l'examen de l'acuité nous donne $\left.\begin{matrix} \text{O D} \\ \text{O G} \end{matrix}\right\}$ = 1/15; lecture facile du numéro 4, sans verres; l'examen ophthalmoscopique ne révèle plus qu'une teinte un peu louche de la rétine dans l'œil droit; on peut suivre néanmoins une grosse veine dont la teinte est encore très sombre, malgré la transparence relative de la membrane nerveuse qui permet d'entrevoir le fond rouge de la choroïde; du côté

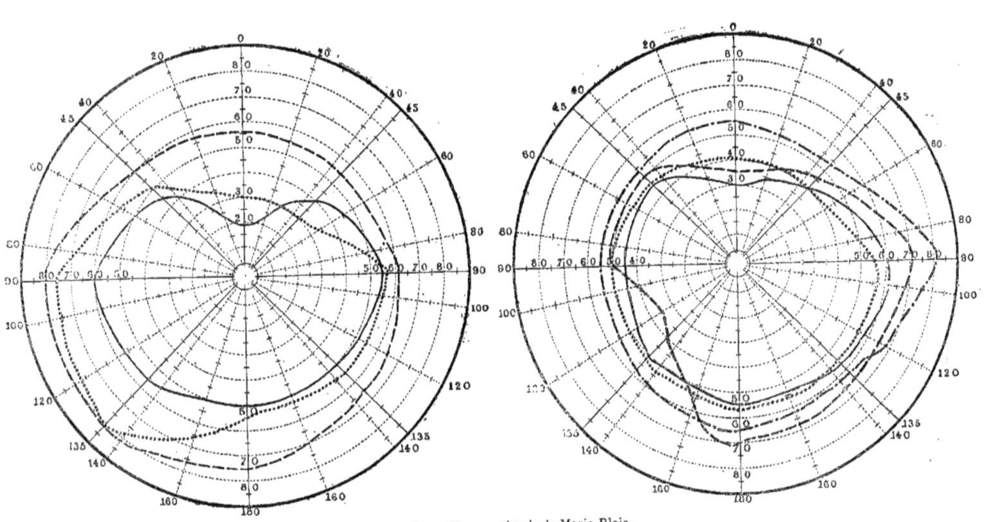

Figure 10. — Champs visuels de Marie Blaie.

O. G.

Le trait continu indique le champ visuel dn 8 décembre 1880.

" . . . . indique celui du 9 janvier 1881.

" -- — — — — indique celui du 10 mai.

O. D.

Le trait continu indique le champ visueldu 8 décembre 1880.

» . . . . indique celui du 7 janvier 1881.

» — — — — — — indique celui du 11 février.

» . — . — . — . — indique celui du 12 mars.

gauche, l'aspect n'a pas changé. Le périmètre vient confirmer ce résultat, en nous montrant la restitution intégrale du champ visuel à droite. Le champ visuel de l'œil gauche est identique avec celui du 7 janvier. Tel était l'état de cette malade lorsque le 10 mai dernier, l'idée nous vint d'examiner de nouveau cette malade, dont l'observation devait tenir un certain rang dans ce travail; nous voulions nous assurer que le résultat obtenu s'était maintenu. On peut juger de notre surprise et de notre satisfaction lorsque nous vîmes que, non seulement la persistance du résultat était manifeste mais que, de plus, l'œil gauche, rebelle depuis si longtemps, s'était amélioré si rapidement, que nous ne trouvions plus le décollement seulement remplacé par une teinte jaunâtre de la rétine à travers laquelle on commençait à apercevoir la teinte rosée de la membrane vasculaire. L'examen campimétrique nous donne le tracé (indiqué en ——— figure 10) d'un champ visuel normal. Les couleurs sont parfaitement distinguées, même à la lumière artificielle. V = 1/10 sans verres et la malade avec un verre de — 3 dioptries, lit assez facilement le numéro 3 de de Wecker. A l'heure qu'il est, la malade est encore en traitement et tenue « en observation » mais après guérison; la santé délabrée du sujet nous obligeant à une surveillance attentive, la guérison du reste est encore trop récente, pour que nous puissions nous résoudre à compromettre un si heureux succès en remettant cette malade dans les meilleures conditions de rechute si nous la renvoyions chez elle, car c'est avec peine qu'on peut obtenir d'elle un repos complet des yeux.

Ici s'arrêtent les observations prises à la clinique du Dr Dianoux; celles qui suivent ont été recueillies à la clinique du Dr Teillais et rédigées par M. Brossier, interne de l'Hôtel-Dieu, chef de clinique du Dr Teillais, que nous remercions de son obligeance.

Observation XIV.

M. Ol..., ancien pâtissier, se présente, le 20 décembre 1880, à la clinique du docteur Teillais. Il se plaint d'avoir perdu graduellement l'usage de son œil droit depuis cinq ou six mois environ; jamais il n'a souffert de cet œil qui n'accuse qu'un très faible degré de myopie; la pupille est dilatée mais parfaitement contractile, point de conjonctivites, tension de l'œil normal, milieux transparents de l'œil également normaux. A l'image droite, on constate un énorme décollement de la rétine.

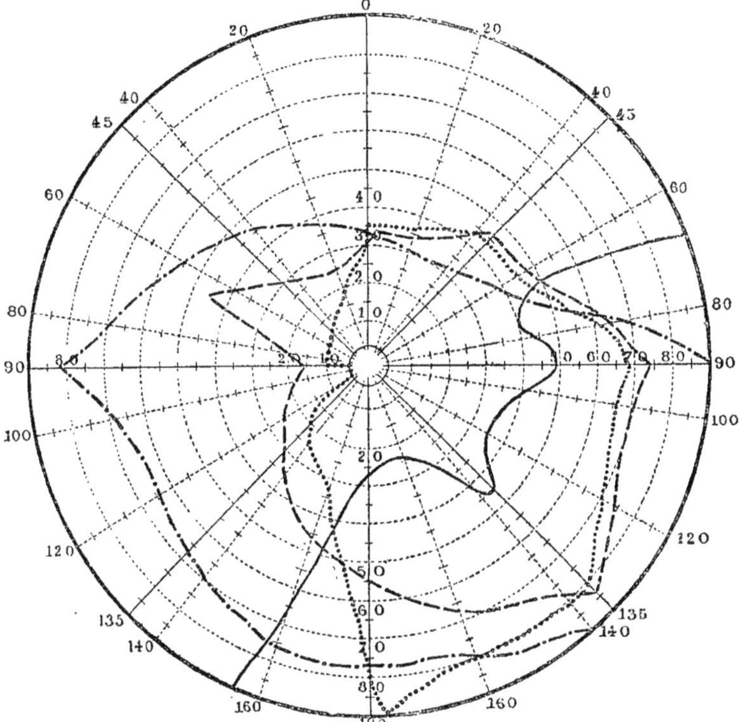

Fig. 11. — Champs visuels de Ol..., œil droit.
Le trait continu indique le champ visuel du 30 novembre 1880.
» . . . . indique celui du 16 décembre.
» — — — — — — » » 30 décembre.
» . — . — . — . — » » 22 janvier 1881.

Cette membrane est soulevée dans la plus grande portion de son étendue; elle présente une coloration grisâtre sur laquelle tranche la couleur plus sombre des vaisseaux qui ont pris une teinte noirâtre habituelle dans les décollements étendus. La papille est saine. L'examen compimétrique (1) vient corroborer les données de l'ophtalmoscope en nous donnant un champ visuel considérablement diminué (figure 11, trait continu).

On soumet ce malade aux injections de chlorydrate de pilocarpine. (5 gouttes d'une solution de 0,20 centigr. pour 4 gr.)

Le 16 décembre, après huit injections, le champ visuel a beau coup augmenté; (voir le tracé en pointillé) les injections sont continuées jusqu'au 30 décembre; à cette époque, l'acuité visuelle a gagné ainsi que le champ pris au campimètre (trait en — — —) qui s'accroît surtout dans la partie interne. Enfin, le 22 janvier 1881, après un total de trente injections le malade, très satisfait et se contentant du progrès obtenu, quitte la clinique où il n'a pas reparu, ce qui fait supposer que le résultat s'est maintenu et que le décollement ne s'est pas reproduit; à cette époque; le champ visuel (indiqué par. — . — . —) était à peu près normal et la rétine, qui paraissait parfaitement recollée, avait repris toute sa transparence, sauf un point très limité à la partie inférieure de l'œil.

Observation XV.

Joseph Goub..., 25 ans, cultivateur, était occupé à décharger des fagots, dont l'un lui était tombé sur la tête, lorsqu'il s'aperçut tout à coup, qu'il n'y voyait plus de l'œil gauche. Il se garda bien de consulter un médecin, pensant que sa vue lui reviendrait comme elle était partie; malheureusement, son espérance fut déçue; aussi, après quinze jours d'attente, il se décida à venir voir quelqu'un de plus accommodant que la bonne nature et se présenta à la clinique du Dr Teillais le 11 février 1881.

L'œil ne présente rien d'anormal à l'extérieur, mais l'ophtalmoscope permet facilement de découvrir un soulèvement de la rétine occupant la partie inférieure de l'œil et dont la saillie est assez forte. L'examen campimétrique donne le tracé indiqué en

(1) Les champs visuels de ces trois dernières observations ont été pris au campimètre et décalqués par nous sur les figures du périmètre de Landolt.

trait continu, figure 12. Le traitement par la pilocarpine est institué.

Après dix injections, la vision s'est un peu améliorée et le champ visuel agrandi. Le 5 mai, après dix-huit injections, il trouve son œil en si bon état, qu'il veut à toutes forces retourner chez lui, son état de fortune précaire ne lui permettant pas un plus long

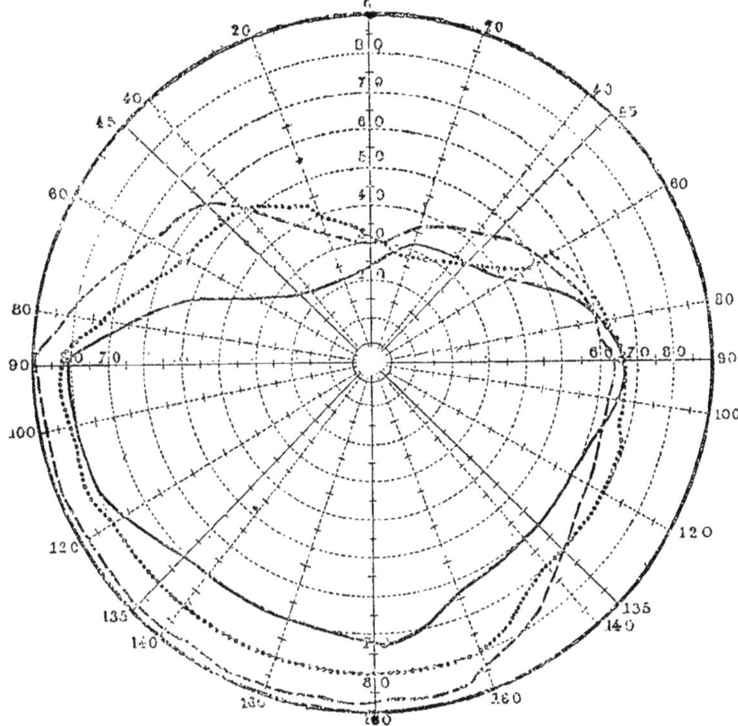

Fig. 12. — Champs visuels de Goub..., œil gauche.

Le trait continu indique le champ visuel du 11 février 1881.
» . . . . indique celui du 25 février.
» — — — — — — » » 5 mars.

séjour à Nantes. Au moment de son départ, son champ visuel (indiqué par — — —, figure 12) était assez normal, sauf à la partie supérieure, où une légère échancrure indique que l'épanchement sous-rétinien existe encore à la partie inférieure. Depuis son départ, ce malade nous est revenu ; son champ visuel avait encore gagné.

Observation XVI.

Mme Hug..., âgée de 55 ans, d'une forte constitution, est atteinte depuis un an et demi environ d'un décollement rétinien, pour lequel elle a été soumise à un grand nombre de traitements qui tous ont échoué. Elle vient de la Roche-sur-Yon, le 20 avril

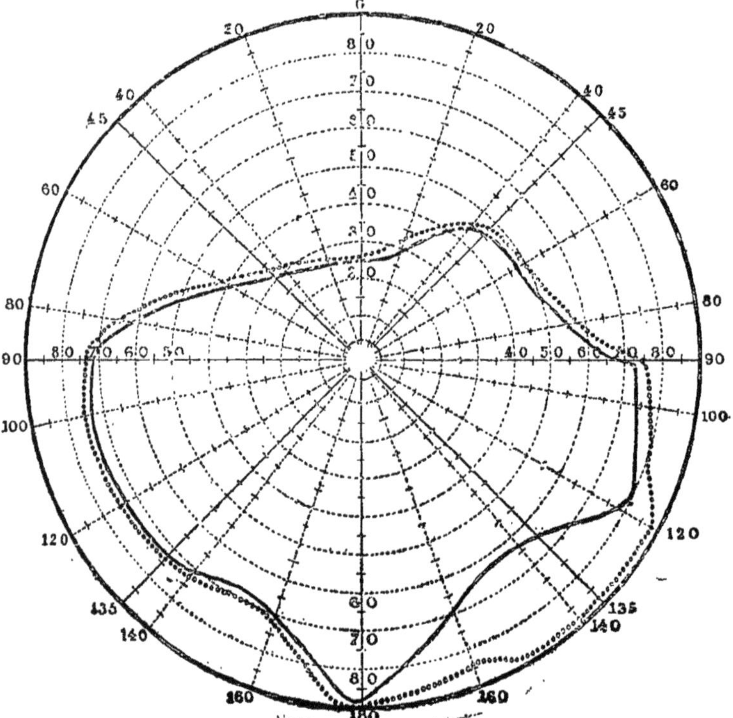

Fig. 13. — Champs visuels de Mme Hug..., œil droit.
Le trait continu indique le champ visuel du 20 avril 1881.
» . . . . indique celui du 20 avril 1881.

1881, et se présente à la clinique du docteur Teillais, qui constate un soulèvement de la rétine, à la partie supérieure du globe oculaire.

Le campimètre donne une diminution du champ visuel. (Trait continu, fig. 13.) Traitement par la pilocarpine. Après sept injections seulement, un mieux assez visible s'était produit (......., figure 13) malheureusement cette dame, qui est dans les affaires, fut obligée de retourner chez elle où elle dut continuer son traitement, mais nous n'avons plus de ses nouvelles, ce que nous regrettons vivement.

Après avoir donné in extenso nos observations, nous croyons bon d'en faire un tableau général afin que nous puissions par là même en dresser la statistique :

Observation I. Guérison presque absolue.
» II. Guérison presque absolue.
» III. Guérison relative.
» IV. Guérison.
» V. Insuccès.
» VI. Amélioration (traitement malheureusement abandonné).
» VII. Amélioration (quoique peu tranchée).
» VIII. Guérison.
» IX. Guérison.
» X. Guérison.
» XI. Amélioration très marquée (traitement abandonné).
» XII. Amélioration remarquable détruite par phthisie du globe.
» XIII. Amélioration si considérable qu'elle touche de près à la guérison.
» XIV. Très grande amélioration.
» XV. Amélioration qui s'accentue de plus en plus.
» XVI. Amélioration (malheureusement cette observation est très courte.

Nous voyons donc par ce tableau qu'à part un cas (obs. V) qui nous a donné un insuccès dès le commencement, tous les malades ont été rapidement et considérablement améliorés ; que dans un autre cas (obs. XII) l'amélioration primitive fut détruite par phthisie du globe. A part ces deux cas, tous les autres ont subi une amélioration des plus remarquables, et nous pouvons compter 4 cas de guérison confirmée sans récidive, dont plusieurs datent de près d'une année ; 4 cas de guérison relative touchant de très près à la guérison absolue. Nous ne croyons pas que jusq'à présent une statistique aussi satisfaisante puisse être trouvée dans les traités spéciaux, où on trouve au contraire à presque tous les cas de décollements traités par les moyens actuellement usités, ce triste mot *récidive*, heureux encore quand on ne trouve pas celui plus désolant d'*aggravation*.

En présence de ces faits, nous croyons qu'il n'est plus possible de nier la possibilité de guérir les décollements de la rétine et de maintenir le résultat obtenu, ce qui est déjà un point capital, car ce maintien de la guérison est précisément le desideratum de tous les oculistes dans le cas spécial qui nous occupe. Mais, nous dira-t-on, comment à votre avis, agit la pilocarpine ? Avant de répondre à cette question, il ne sera pas inutile de jeter un rapide coup d'œil sur les théories actuellement admises pour expliquer le décollement de la rétine, en y ajoutant la théorie nouvelle de notre cher maître, théorie qui nous semble très rationnelle, car elle permet d'expliquer des faits de décollements rétiniens qui sans elle seraient parfaitement inexplicables.

Nous ne croyons pouvoir faire mieux, pour exposer les théories actuellement en honneur, que d'analyser l'article des décollements rétiniens dans le *Traité des maladies du fond de l'œil*, par de Wecker et de Jaeger (1).

D'après leur mode d'évolution, on peut admettre trois groupes principaux de décollements qui sont : les décollements par *distension*, par *soulèvement* par *attraction*. Les premiers qui s'observent surtout dans les yeux atteints de choroïdite ectatique (sclérectasie) s'expliquent actuellement d'après la théorie de M. Iwanoff, adoptée par cet histologiste éminent après ses belles recherches entreprises avec MM. Henle et Gouvea. D'après lui : « dans un cas de myopie progressive avec staphylome postérieur ou dans un cas de staphylome antérieur, à mesure que l'axe antéro-postérieur s'allonge, le corps vitré ne s'accroît pas en proportion avec cet allongement ; le liquide séreux qui transsude et qui produit cette distension progressive ne se répand pas dans la trame du corps vitré, mais il s'accumule entre ce corps et les membranes enveloppantes. M. Arlt avait depuis longtemps déjà, fait observer que la partie du corps vitré qui avoisine une ectasie scléroticale était liquéfiée, tandis que le restant pouvait conserver sa consistance normale ; mais on sait aujourd'hui que le corps vitré s'est retiré en quelque sorte de la partie ectatique et que le liquide qui comble cette ectasie n'est pas du corps vitré. « Nous avons voulu donner ce passage *in extenso*, parce que c'est lui qui forme la base de la théorie d'Iwanoff. Etant donné ce liquide qui refoule en avant le corps vitré,

(1) Traité des maladies du fond de l'œil, par de Wecker et de Jæger. Vienne, 1870.

comment le décollement va-t-il se produire? D'une façon bien simple et toute mécanique : le corps vitré ne se laissant pas comprimer au delà d'une certaine limite dans le sens de l'axe antéro-postérieur, se détache des parties latérales en déchirant la rétine, et le liquide alors fait *brusquement* irruption entre la choroïde et la rétine en soulevant cette dernière sous forme de poche. On voit que cette théorie est très différente de celle de de Graëfe, qui pensait que la sclérotique et la choroïde étant plus extensible, que la rétine, celle-ci, à un moment donné, au lieu de suivre le mouvement de refoulement ou d'expansion des autres membranes, s'en détachait au contraire, pour se mettre dans un plan rectiligne. De Wecker réfute cette théorie en démontrant combien il est peu admissible que la choroïde soit inextensible dans ce cas, alors qu'elle se prête à l'extension dans la névro-rétinite ; de plus, ajoute-t-il, comment s'expliquer l'apparition brusque du décollement sans accepter *une résorption instantanée et pourtant fort peu admissible du corps vitré?*

La théorie de M. Iwanoff est certes fort ingénieuse, mais nous sommes convaincus que rien n'empêche de croire à l'origine vitréenne du liquide qui comble l'ectasie scléroticale ; ne voyons nous pas souvent dans les cataractes très anciennes la partie du vitreus en contact avec le cristallin être parfaitement liquéfiée? Pourquoi ce qui est vrai pour la partie antérieure du corps vitré cesserait-il de l'être pour sa partie postérieure? Et pourquoi cette partie liquide du corps vitré ne serait-elle pas résorbée sous l'influence d'une pression exagérée des vaisseaux, pour faire place à un exsudat rapidement sécrété? Ce dernier point s'admet sans conteste pour expliquer l'apparition brusque d'un épanchement séreux intra-crânien; pourquoi refuserait-on de l'admettre quand il s'agit du corps vitré qui pour appartenir à un appareil spécial n'en est pas moins soumis aux règles de la pathologie générale? Du reste en expliquant la manière de voir de M. Diavoux, nous aurons à y revenir.

Les décollements par soulèvement peuvent se produire de deux façons : soit par une tumeur qui soulève la rétine, soit par un épanchement séreux ou sanguin, s'amassant entre la membrane vasculaire et la membrane nerveuse. Il est de toute nécessité ici d'admettre la résorption du corps vitré, car si d'un côté nous avons la sclérotique que sa texture histologique rend à peine extensible et de l'autre le corps vitré incompressible par sa composition même (95 0/0 d'eau), nous ne pouvons comprendre le soulèvement de la rétine; aussi de Wecker ajoute-t-il avec raison: « Qu'on n'aille donc pas supposer que dans des cas de tumeurs, il s'agit d'un simple soulèvement de la rétine dans le vrai sens du mot. »

Pour les décollements par attraction, nous les trouvons ainsi définis : le décollement s'effectue quand le corps vitré, perdant de son volume,entraîne avec lui la membrane nerveuse, ou quand une cicatrice de la sclérotique comprend dans sa rétraction la rétine qui se décolle dans un point éloigné. *Les causes de ces décollements sont dues à des blessures de la sclérotique dans la région équatoriale de l'œil,au séjour des corps étran-*

gers, à la pénétration d'instruments tranchants ou piquants..... Nous soulignons à dessein cette phrase, parce qu'elle est à elle seule une grosse objection à élever contre le traitement chirurgical et qu'elle nous montre que ce pourrait bien être là une des causes de ces récidives, si fréquentes qu'elles sont pour ainsi dire fatales, et qui font le désespoir des oculistes.

Ces théories sont, il est vrai, fort remarquables et certes nous sommes des premiers à les accepter; cependant elles ont à notre avis un défaut grave; c'est de ne point nous expliquer le mécanisme du décollement rétinien, survenant spontanément et parfois d'une façon complète dans un œil sain, chez un hypermétrope par exemple, comme dans le cas de notre observation III,ou chez un emmétrope, comme dans nos observations II, IV et XV. Ces cas évidemment ne peuvent arriver dans aucune des trois catégories adoptées, et c'est ici vraiment que la théorie de notre cher maître trouve sa place. Frappé vivement par l'observation de Laheux (observation III) qui est atteint d'un décollement spontané, à la suite d'un refroidissement, il se demanda si on ne pouvait pas rapprocher ces cas des épanchements séreux qu'on rencontre si souvent dans la pratique; de la pleurésie, par exemple et, pourquoi l'œil serait soustrait aux grandes lois de la pathologie générale; car enfin, pour être un organe de sensibilité spéciale, l'œil n'en est pas moins gouverné par deux sortes d'appareils, l'appareil nerveux et l'appareil vasculaire, absolument comme nos autres organes; comme eux, il doit être soumis aux mêmes lois et, en y réfléchissant bien, on voit que cette donnée de l'esprit qui a pour elle la vraisemblance, l'appui de la pathologie générale et l'accord avec les faits (1), explique non seulement les faits jusque-là inexplicables mais encore les faits des décollements chez les myopes, qui sont bien, il faut le reconnaître, les plus fréquents, comme le prouve la statistique de Horstman (2) qui montre que sur 437 malades, il trouve 125 décollements, soit 3,5 0/0, et constate parmi ces malades, que le nombre des myopes à plus de 10 dioptries s'élève à 40 0/0. Nous savons aujourd'hui d'une façon certaine, que la choroïde fournit au corps vitré son liquide nourricier; comme les autres tissus de l'organisme celui-ci est soumis à la résorption (espaces de Fontana, veines de la choroïde, etc.). Si donc sous l'influence d'un processus irritatif quelconque, froid, fatigue, chute, effort, scléro-choroïdite, l'équilibre est rompu entre la sécrétion et l'exhalation, nous allons assister au phénomène suivant; la choroïde va sécréter soit peu à peu, soit rapidement une quantité plus considérable de liquide : de son côté le corps vitré va être en partie résorbé, et la rétine étant peu perméable et même imperméable grâce à sa limitante interne sera forcément projetée en avant par l'exsudat choroïdien, donnant ainsi naissance au décollement. A l'aide de cette explication ingénieuse, les décollements spontanés dans un œil sain ne sont-ils pas parfaitement expliqués, et les décollements ne peuvent-ils être mis sur la même ligne que les hydropisies vulgaires? De

(1) Dianoux, loc. cit.
(2) Archiv für Augenheilkunde, von H. Knapp und Hirschberg.

ceci que ressort-il ? Un fait important qui nous servira à démontrer qu'il ne faut pas se hâter dans ces cas spéciaux d'employer les opérations chirurgicales. Si on admet la ressemblance entre le décollement rétinien et une hydropisie quelconque, la pleurésie par exemple, le traitement en découle tout naturellement, on aura recours d'abord aux dérivatifs car nous ne croyons pas qu'aujourd'hui un chirurgien prudent aille du premier coup ponctionner la plèvre dans une pleurésie aiguë, et cela pour deux raisons : d'abord parce qu'en retirant immédiatement et brusquement le liquide épanché, on s'expose à activer sa reproduction, et ensuite parce qu'on s'expose à un danger bien autrement grave, la transformation purulente de l'épanchement ; aussi voyons-nous dans ces cas le praticien avoir recours à tout l'arsenal de la médecine spoliative, drastiques, diurétiques, sudorifiques, révulsifs, etc. « Hé bien s'il est pour l'œil un dérivatif par excellence, c'est assurément la pilocarpine. Glandes salivaires, glandes lacrymales, glandes sudoripares de la face, tous organes influencés au premier chef par la pilocarpine, sont innervés par la même paire nerveuse qui fournit à l'œil ses nerfs de sécrétion. Exagérez les fonctions des branches qui animent les organes glandulaires précités, par un mouvement de pondération et d'équilibre, une diminution d'excitation se manifestera sur les nerfs sécréteurs de l'œil ; dès lors, le liquide nouvellement sécrété dans l'œil sous l'effort d'un raptus sanguin, liquide étranger, sorte d'intrus, qu'on me passe l'expression, tendra à regagner les voies d'où il est sorti, et par les seuls efforts de la nature qui tend toujours à résorber un liquide de nature inflammatoire, et par l'appel exercé par l'exagération de sécrétion des organes voisins » (1).

La pilocarpine agit par la spoliation rapide et énergique qu'elle exerce sur les appareils glandulaires et favorise ainsi la résorption du liquide sous-rétinien, c'est bien, mais il faut encore autre chose, non seulement il faut que ce liquide disparaisse, mais il faut encore que le corps vitré reprenne son volume normal et sa tension habituelle, sans quoi le décollement se reproduira presque immédiatement ; nous ne craignons pas d'affirmer que cet effet se produit sous l'influence du médicament Nous savons en effet que la pilocarpine favorise singulièrement les échanges de liquides qui se font à l'intérieur de l'œil et nous n'en voulons pas d'autre preuve que l'éclaircissement remarquable qu'on constate dans les cas de troubles du corps vitré, après l'usage de ce précieux agent. Nous trouvons donc réunies deux actions indispensables l'une à l'autre pour la guérison du décollement rétinien et le maintien de ce résultat; de plus, la pilocarpine a une action à longue portée qui se fait sentir encore longtemps après qu'on en a cessé l'usage, et son emploi offre encore un avantage, celui de diminuer la tension vasculaire intra-oculaire (2), ce qui est une excellente condition pour éviter les récidives.

(1) Dianoux, loc. cit.

(2) Voir la thèse du Dr Bérenger. Du chlorhydrate pilocarpine, son action et ses indications dans la thérapeutique oculaire. Paris, 1878.

ARTICLE III

Cette méthode donne de bons résultats, nous l'accordons sans peine, les résultats sont visibles voire même remarquables, nous ne le contestons pas ; mais croyez-vous qu'elle soit supérieure aux méthodes actuellement usitées, et puis n'y a-t-il pas dans les résultats obtenus une simple coïncidence ? A qui nous posera cette question, nous répondrons d'abord qu'ici la coïncidence ne peut être admise ; que jamais nous n'avons vu la *loi des séries* durer si longtemps (1879-81); que de plus l'action a été la même dans des cas forts différents et par l'origine et par le processus, et qu'enfin les malades d'un confrère ont tous éprouvé les mêmes effets ; il y a donc action curative manifeste et la supposition de coïncidence doit être absolument écartée : c'est précisément là une des raisons qui ont porté notre maître à publier le résultat de ses observations. Pour ce qui est du premier point, nous ne craignons pas d'affirmer hautement que la nouvelle méthode est supérieure aux autres et nous tâcherons de le prouver.

Nous ne parlerons point ici des traitements par médication interne ; leurs insuccès constants en ont fait bonne justice. Mais il en est tout autrement de l'intervention chirurgicale, ici il y a eu quelques succès, bien peu nombreux, il est vrai, mais enfin il y en a eu suffisamment pour montrer que ce système n'était pas complètement et absolument impuissant. Souvenons-nous, toutefois, et c'est ici surtout le cas, de l'axiome chirurgical : « Toute incision est une porte d'entrée à la mort. » Certes, cette parole n'a rien de rassurant et nous engage à chercher tous les moyens possibles pour éviter les opérations; aussi tâcherons-nous de faire supprimer le plus tôt possible l'intervention chirurgicale dans le cas spécial qui fait l'objet de cette thèse, ne lui laissant sa liberté d'action que dans les cas tout à fait désespérés. L'opération de Bowman, celle de de Graëfe, l'aspiration et le drainage de Wecker n'étaient point exemptes de dangers; la ponction scléroticale elle-même est encore loin d'être une opération innocente, et nous sommes convaincus que si on voulait faire une recherche statistique sérieuse, on trouverait un très grand nombre de cas où cette pratique a donné lieu à des accidents redoutables, parfois mortels pour l'appareil de la vision. Pour notre part, nous avons été témoins un assez grand nombre de fois de la suppuration du corps vitré à la suite d'une simple paracentèse de la chambre antérieure, pour ne pas admettre que les mêmes faits puissent se produire après la ponction scléroticale, surtout quand on intéresse la rétine, et quel chirurgien pourra se vanter, même parmi les plus habiles, de ne pas dépasser les limites d'un décollement de peu d'épaisseur? Outre les accidents graves qu'on peut redouter à la suite de cette opération, irido-cyclite suppurée, panophtalmies, phthisie du globe, une autre complication peut survenir; l'épanchement sous-rétinien étant évacué brusquement, un appel de sang considérable se fera dans les vaisseaux du globe, des ruptures peuvent avoir lieu et donner naissance à des hémorrhagies qui pourront devenir graves pour la vision à venir; de plus, cette brusque soustraction sera un nouveau stimulus pour la formation d'un nouvel épanchement qui sera ordinairement plus considérable que le liquide évacué, et qui donnera par conséquent lieu à une récidive plus grave en ce sens que le décollement augmentera de volume et que l'œil aura été placé dans une des conditions qui favorisent les décollements par attraction.

Il est vrai que le résultat immédiat fourni par la ponction est très remarquable et enchante grandement le malade, à moins toutefois que les ruptures vasculaires dont nous parlions tout à l'heure aient lieu, auquel cas le patient voit « qu'il ne voit rien »; mais qu'importe ce résultat brillant, si cette amélioration n'est que momentanée et suivie d'une rechute à bref délai ! On peut, nous le savons, ponctionner plusieurs fois un décollement; mais trouvera-t-on souvent un malade assez fermement trempé pour se soumettre à ces opérations réitérées et qui ne perde pas courage devant ces insuccès successifs?

On nous accordera que ce sont là des considérations de la plus haute importance, et cependant il y a encore un autre ordre de faits où la chirurgie sera impuissante : c'est dans les cas de décollement limité siégeant à la partie postérieure de l'œil derrière la macula ; ira-t-on ponctionner ce décollement en plongeant une aiguille à travers la masse totale de l'œil, ou en allant à l'aveugle pratiquer la ponction d'arrière en avant au fond de l'orbite? Nous ne parlerons ici que pour mémoire du traitement préconisé par Lasinski, car pour nous c'est presque de la barbarie que de retenir au lit en décubitus dorsal, complètement privé de la vue par un bandeau compressif, un homme dont les yeux sont malades, c'est vrai, mais qui par ailleurs est en pleine santé; et ce système inventé pour guérir une infirmité grave, nous le voulons bien, mais qui ne peut entraîner la perte de la santé générale, n'est-il pas fait plutôt pour vous rendre malade? Car ce n'est pas pour un ou deux jours qu'on est cloué sur le dos, mais pendant *plusieurs semaines!*

Quand on compare ces méthodes avec la nouvelle, on ne peut ne pas être frappé de l'innocuité de cette dernière. Les injections se font par séries de dix à quinze, après lesquelles un repos de huit ou dix jours est accordé; mais, pendant ce temps, le médicament continue son action. Les injections se font à jeun ou deux heures après le repas; elles se pratiquent à l'avant-bras (partie interne) à doses variables, car nous croyons qu'on aurait tout avantage à les porter tout de suite jusqu'à sudation; la dose ordinaire est de 10 à 12 gouttes d'une solution de 0,20 centigrammes pour 4 grammes, soit: nitrate de pilocarpine 020 centigrammes, et eau distillée 4 grammes.

Cette médication est si innocente, si exempte de danger, que jamais nous n'avons eu d'accidents et, pourtant par erreur, nous injectâmes une pleine seringue de Pravaz de la solution ci-dessus, c'est-à-dire 0,05 centigrammes. Le malade eut une sudation effroyable qui dura presque toute la nuit, mais le matin nous le trouvâmes frais et dispos et animé d'un appétit formidable. Les personnes les plus faibles et les plus débilitées supportent admirablement ce traitement, auquel du reste il est toujours facile de joindre les reconstituants et les toniques. Ce résultat, sans être aussi immédiat que celui de la ponction, est du moins assez rapide pour encourager le malade qui souhaite sérieusement sa guérison et, avantage considérable, l'amélioration ici n'est pas transitoire, et ce que le malade a gagné se maintient. Nous avons eu, nous le confessons, un cas de rechute avec aggravation, mais, encore une fois, cette récidive a été causée par phthisie du globe et nous ne serions pas fort éloignés de mettre sur le compte du bandeau compressif cette redoutable complication, ce qui nous porterait à conseiller aussi vivement à nos confrères de s'en abstenir, lorsqu'il y a ramollissement manifeste du corps vitré, que nous les engageons à traiter dorénavant leurs décollements rétiniens par les injections de pilocarpine.

CONCLUSIONS.

Les décollements de la rétine peuvent guérir même d'une façon complète et permanente, par les injections de pilocarpine, et tous sont considérablement améliorés.

L'action de la pilocarpine est égale à peu près dans tous les cas, dans toutes les variétés. (Myopie avec ou sans scléro-choroïdite, excès de travail, refroidissement.)

L'intervention même tardive peut être utile. Les résultats ont presque tous été heureux, — 15 sur 16.

Le traitement a une action rapide et prolongée, tous les cas ont été influencés heureusement avant la dixième injection.

A ces conclusions, qui sont celles de notre cher maître, nous ajouterons celles-ci :

La méthode de M. le professeur Diavoux est de toutes celles actuellement employées, celle qui donne les plus beaux résultats définitifs.

Dans les décollements rétiniens quels qu'ils soient il faut avant toute autre chose les traiter par les injections méthodiques de pilocarpine et ne pas se laisser décourager si le premier résultat obtenu n'est pas aussi brillant qu'on l'avait rêvé.

L'intervention chirurgicale ne doit plus exister que comme dernière ressource, dans les cas tout à fait sans espoir ou complètement rebelles au traitement par la pilocarpine.

En terminant cet humble ouvrage, qu'on nous permette de dire que nous n'avons point la prétention d'affirmer que cette méthode soit parfaite de tous points et qu'il n'y ait rien à y changer, car il est bien rare en effet qu'on soit parfait dès sa naissance! C'est au contraire la persuasion qu'elle pouvait être améliorée, qui a porté notre bon professeur à la livrer à la publicité, afin que, expérimentée, vulgarisée un peu partout, elle puisse gagner quelque chose chez chacun de ceux qui l'emploieront. « Vulgariser à force d'y revenir un système thérapeutique qu'on sait être bon, est un acte méritoire. » Cette pensée de Varlomont est également celle de notre excellent maître; nous regrettons seulement qu'il n'ait pas trouvé, pour exposer et défendre ses idées, un meilleur champion. Nous ne cherchons point en effet à nous abuser sur les imperfections de cet ouvrage, pour lequel nous réclamons l'indulgence. A défaut d'autre mérite, nous avons au moins la persuasion d'avoir fait de notre mieux: c'est la seule considération qui nous encourage à soumettre cette thèse à l'approbation des ophthalmologistes, trop heureux si nous n'avons pas fait une œuvre inutile.

INDEX BIBLIOGRAPHIQUE.

DIANOUX. — Archives d'ophthalmologie, t. I. Novembre et décembre 1880.

LANDESBERG. — De l'usage thérapeutique du jaborandi et de la pilocarpine dans les maladies des yeux. Philadelph. med. Times, avril et mai 1879.

HIGGINS. — Med. Times and Gazette, 1879. V. I, p. 477.

J. HIRSCHBERG. — Note sur le traitement des décollements rétiniens par la ponction. Annales d'oculistique, mai-juin 1879.

SECONDI. — Mémoire lu à la Société médicale de Ligurie, 14 mars 1878.

GILLET DE GRANDMONT. — De l'action physiologique du nitrate de pilocarpine et de ses effets thérapeutiques dans les affections oculaires. Paris, 1878.

DE WECKER et DE JACGER. — Traité des maladies du fond de l'œil. Vienne, 1870.

HORSTMANN. — Archiv für Augenheilkunde, von Knapp und J. Hirschberg.

BÉRENGER. — Du chlorhydrate de pilocarpine, son action et ses indications dans la thérapeutique oculaire. Thèse de Paris, 1878.

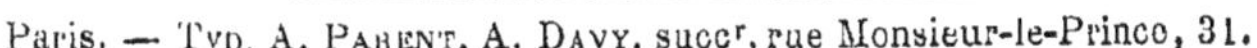

Paris. — Typ. A. PARENT, A. DAVY, succr, rue Monsieur-le-Prince, 31.

www.ingramcontent.com/pod-product-compliance
Ingram Content Group UK Ltd.
Pitfield, Milton Keynes, MK11 3LW, UK
UKHW022133260726
13993UKWH00003B/1400